Mathilde Peigne

Contribution à la standardisation d'un test d'infection récente

Mathilde Peigne

Contribution à la standardisation d'un test d'infection récente

Test d'infection récente (EIA-RI) utilisé dans le cadre de la surveillance virologique de l'épidémie de VIH/sida

Presses Académiques Francophones

Impressum / Mentions légales
Bibliografische Information der Deutschen Nationalbibliothek: Die Deutsche Nationalbibliothek verzeichnet diese Publikation in der Deutschen Nationalbibliografie; detaillierte bibliografische Daten sind im Internet über http://dnb.d-nb.de abrufbar.
Alle in diesem Buch genannten Marken und Produktnamen unterliegen warenzeichen-, marken- oder patentrechtlichem Schutz bzw. sind Warenzeichen oder eingetragene Warenzeichen der jeweiligen Inhaber. Die Wiedergabe von Marken, Produktnamen, Gebrauchsnamen, Handelsnamen, Warenbezeichnungen u.s.w. in diesem Werk berechtigt auch ohne besondere Kennzeichnung nicht zu der Annahme, dass solche Namen im Sinne der Warenzeichen- und Markenschutzgesetzgebung als frei zu betrachten wären und daher von jedermann benutzt werden dürften.

Information bibliographique publiée par la Deutsche Nationalbibliothek: La Deutsche Nationalbibliothek inscrit cette publication à la Deutsche Nationalbibliografie; des données bibliographiques détaillées sont disponibles sur internet à l'adresse http://dnb.d-nb.de.
Toutes marques et noms de produits mentionnés dans ce livre demeurent sous la protection des marques, des marques déposées et des brevets, et sont des marques ou des marques déposées de leurs détenteurs respectifs. L'utilisation des marques, noms de produits, noms communs, noms commerciaux, descriptions de produits, etc, même sans qu'ils soient mentionnés de façon particulière dans ce livre ne signifie en aucune façon que ces noms peuvent être utilisés sans restriction à l'égard de la législation pour la protection des marques et des marques déposées et pourraient donc être utilisés par quiconque.

Coverbild / Photo de couverture: www.ingimage.com

Verlag / Editeur:
Presses Académiques Francophones
ist ein Imprint der / est une marque déposée de
OmniScriptum GmbH & Co. KG
Heinrich-Böcking-Str. 6-8, 66121 Saarbrücken, Deutschland / Allemagne
Email: info@presses-academiques.com

Herstellung: siehe letzte Seite /
Impression: voir la dernière page
ISBN: 978-3-8381-4982-0

Zugl. / Agréé par: Tours, Université F. Rabelais, 2014

Copyright / Droit d'auteur © 2014 OmniScriptum GmbH & Co. KG
Alle Rechte vorbehalten. / Tous droits réservés. Saarbrücken 2014

TABLE DES MATIERES

Abréviations et acronymes 4

Liste des figures 6

Liste des tableaux 8

I. PREAMBULE 9

II. ANALYSE BIBLIOGRAPHIQUE 11

1. Caractéristiques générales du VIH 11
   1.1 Classification et diversité génétique du VIH 11
   1.2 Aspect structural du VIH-1 14
      1.2.1 Structure générale du VIH-1 14
      1.2.2 Organisation génomique du VIH-1 15
2. Étapes de réplication 16
   2.1 Entrée du virus dans la cellule hôte 17
   2.2 Transcription inverse, intégration et transcription 18
   2.3 Traduction 18
   2.4 Bourgeonnement et maturation 19
3. Modes de transmission 19
   3.1 La transmission sexuelle 19
   3.2 La transmission sanguine 20
      3.2.1 Les usagers de drogues injectables (UDI) 20
      3.2.2 Les hémophiles et transfusés 20
      3.2.3 Les professionnels de santé 20
   3.3 La transmission verticale 21

4. Diagnostic de l'infection 21
   4.1 Marqueurs de l'infection 21
   4.2 Cinétique d'apparition des marqueurs de l'infection 22
   4.3 Cas des tests ELISA « combinés » 24
   4.4 Les tests rapides de détection du VIH 26
5. Epidémiologie 26
   5.1 Epidémiologie mondiale 26
   5.2 Situation épidémiologique en France 29
   5.3 Tendances épidémiologiques françaises par catégories de population .. 30
6. Mesure de l'incidence 31
   6.1 Méthode épidémiologique 31
   6.2 Le concept RITA (Recent infection testing algorithm) 32
      6.2.1 Les tests d'infection récente (TIR) existants 32
      6.2.2 Le test d'infection récente mis en place au VIH : le test EIA-RI .. 35
      6.2.3 Méthode d'analyse : le test Elisa 36

III. MATERIEL ET METHODES 43

1. Les « contrôles » utilisés dans le test d'infection récente (TIR) du CNR depuis 2008 45
2. Analyse de la variation des valeurs selon les conditions de mesure et intérêt du travail 47
   2.1 Etude de la variation des valeurs sur un échantillon « témoin » 47
   2.2 Intérêt du travail 49
3. Définir une étendue de valeurs acceptables 50
4. Mise en place d'un outil de saisie et de contrôle 53

    4.1 Outil de saisie 53

    4.2 Création d'un outil pour exploiter les résultats 56

IV. RESULTATS 58

V. DISCUSSION ET PERSPECTIVES 60

VI. REFERENCES BIBLIOGRAPHIQUES 62

REMERCIEMENTS 69

Abréviations et acronymes

Ac : Anticorps

ARN : Acide ribonucléique

AES : Accident d'exposition au sang

Ag : Antigène

ANRS : Agence Nationale de Recherche sur le Sida et les hépatites virales

ARN : Acide ribonucléique

CDC : Center for diseases control

CNR : Centre national de référence du VIH

CRFs : Circulating recombinant forms

CV : Coefficient de variation

DO : Densité optique

EIA – RI : Enzyme Immun Assay for Recent Infection

ELISA : Enzyme-Linked ImmunoSorbent Assay

GP : Glycoprotéine

HSH : Hommes ayant des relations sexuelles avec les hommes

IC : Intervalle de confiance

InVS : Institut de veille sanitaire

IST : Infection sexuellement transmissible

L_T : Lymphocyte T

MDS : Médicaments dérivés du sang

OMS : Organisation mondiale de la Santé, World Health Organisation (WHO)

ONUSIDA : Programme commun des Nations Unies sur le VIH/sida

PBS : Phosphate buffered saline

PSL : Produits sanguins labiles

RITA : Recent infection testing algorithm

RT : Reverse transcriptase

sida : Syndrome de l'immunodéficience acquise

TIR : Test d'infection récente

UDI : Usagers de drogues par voie intraveineuse

URFs : Unique recombinant forms

VIH 1 : Virus de l'immunodéficience humaine de type 1

VIH 2 : Virus de l'immunodéficience humaine de type 2

Liste des figures

FIGURE 1: Arbre phylogénétique des lentivirus de primates (Peeters M, 2013) 12

FIGURE 2 : Organisation structurale et génomique du VIH (Ganser-Pornillos BK, 2008) 15

FIGURE 3 : Cycle de réplication du VIH : stratégie virale de détournement de la machinerie cellulaire (Engelman A, 2012) 16

FIGURE 4 : Cinétique d'apparition des marqueurs sérologiques du VIH-1 (MemoBio, 2010) 23

FIGURE 5 : Nombre de nouvelles infections VIH, nombre de personnes vivant avec le VIH, et nombre de décès dus au VIH : estimations annuelles mondiales de 1990 à 2011 (UNAIDS) 27

FIGURE 6 : Prévalence du VIH au niveau mondial (UNAIDS) 28

FIGURE 7 : Nombre de cas de sida par année de diagnostic de 1978 à 2010 en France (Desenclos JC, 2013) 29

FIGURE 8 : Nombre de découvertes de séropositivité VIH par mode de contamination et par pays de naissance entre 2003 et 2010 (Données de l'INVS, 2011) 30

FIGURE 9 : Illustration du test ELISA tel qu'il est réalisé au CNR VIH (Salamanca) 36

FIGURE 10 : Circuit reliant la densité optique et la Surveillance virologique 39

FIGURE 11 : Plaque dont les puits sont plus ou moins colorés et dont les densités optiques vont être mesurées dans le lecteur (Photographie du CNR VIH, 2013) 41

FIGURE 12 : Variation qui affecte les densités optiques des contrôles R, I, C mesurées chaque jour pour une plaque, pour la quantification des anticorps anti-TM et anti-V3 48

FIGURE 13 : Absorbances brutes des 5 patients témoins 49

FIGURE 14 : Bornes définitives de chaque contrôle 53

FIGURE 15 : Tableur de saisie fourni au CNR VIH 54

FIGURE 16 : Outil de travail qui répertorie chaque contrôle de chaque plaque 57

Liste des tableaux

TABLEAU I : Tests sérologiques d'infection récente décrits dans la littérature 34

TABLEAU II : Test d'infection récente standardisant la densité optique du marqueur 34

TABLEAU III : Plaque de 96 puits dans lesquels sont introduits les solutions peptidiques de TM et V3 37

TABLEAU IV : Tableau édité suite au test ELISA pour une plaque 41

TABLEAU V : Bornes inférieures et supérieures obtenues pour un intervalle de confiance de 95% (risque de 5%) 51

TABLEAU VI : Concernant les plaques 1 à 314, bornes obtenues pour des centiles de 1 à 99, des contrôles R,I,C et N des portions TM et V3 52

TABLEAU VII : Sur les plaques 315 à 629, nombre de valeurs extérieures aux bornes pour chacun des centiles 52

TABLEAU VIII : Pour les plaques 315 à 629, pourcentage de valeurs extérieures aux bornes pour chacun des centiles 53

TABLEAU IX : Représentation d'une plaque, fournie au CNR avec l'outil de saisie 55

I. PREAMBULE

Estimer l'incidence du VIH est indispensable pour la surveillance épidémiologique. Evaluer l'ampleur et la dynamique de cette maladie permet de mieux appréhender les besoins en termes de prévention. Pour estimer l'incidence d'une maladie, des méthodes classiques recensent le nombre de nouveaux cas dans une population. Ceci est possible lorsque les symptômes de la maladie sont visibles dans un délai relativement court. Or, dans le cas d'infection à VIH, aucun signe clinique n'est suffisamment caractéristique pour affirmer une séroconversion.

Une nouvelle méthode d'estimation de l'incidence de l'infection par le VIH - suggérant de nombreux avantages par rapport aux méthodes d'estimation classiques - a été proposée dans les années 1990. Cette approche repose sur la détection de marqueurs biologiques caractéristiques du début de l'infection. Pour cela, le comportement de ces marqueurs doit être connu.

Plusieurs tests d'infection récente ont été mis au point depuis les années 1990. Ces tests « commerciaux » présentent l'inconvénient d'être dépendants de la commercialisation de tous leurs réactifs.

Face à l'incertitude sur le devenir des tests d'infection récente « commerciaux », il a été décidé dès l'an 2000 en France de développer un test d'infection récente indépendant de l'Industrie du diagnostic. Ce développement a été réalisé par le CNR du VIH (CHU Bretonneau, Tours) en collaboration avec l'InVS au sein de l'action coordonnée 23

(AC 23) de l'ANRS (Agence Nationale de Recherches sur le Sida et les hépatites virales).

Ce test d'infection récente (test EIA-RI) est un test biologique qui permet de distinguer biologiquement les personnes infectées récemment de celles infectées depuis plus longtemps, grâce à la quantification de la réactivité des anticorps anti-VIH-1 vis à vis de l'épitope immunodominant de la gp41 (TM) et de la gp120 (V3).

La principale limite de ce test d'infection récente est la fluctuation des résultats obtenus selon les conditions de réalisation : c'est pourquoi la première partie du travail personnel va être d'étudier la variabilité de la mesure.

Le test EIA-RI utilise des contrôles récent, intermédiaire et chronique qui servent de témoins pour l'interprétation des résultats des échantillons fournis. Le travail de cette thèse est de fournir une approche dans le but de « formaliser » le fait de refaire ou non les mesures d'absorbance des échantillons à analyser selon des critères précis. L'introduction de bornes pour chacun des contrôles va notamment être proposée, afin de définir une étendue de valeurs acceptables dans le but d'établir un contrôle qualité du test tout en tenant compte de la faisabilité de cette mise en place au sein du CNR.

La dernière étape de mon travail sera de mettre en place un outil de saisie et de contrôle pratique au sein du CNR, dans lequel les valeurs d'absorbance obtenues lors de chaque test d'infection récente seront saisies, validées ou non, et enregistrées de manière à être aisément exploitables, à plus ou moins long terme, si besoin.

II. ANALYSE BIBLIOGRAPHIQUE

1. Caractéristiques générales du VIH

1.1 Classification et diversité génétique du VIH

Le virus de l'immunodéficience humaine (VIH) est un virus de la famille des *retroviridae* et du genre *lentivirus* (Ratner L, 1985). Ces virus se caractérisent essentiellement par leur mode de réplication. En effet, ils possèdent une enzyme, la transcriptase inverse ou reverse transcriptase (RT), qui rétrotranscrit l'acide ribonucléique (ARN) en acide désoxyribonucléique (ADN) pour être intégré dans le génome de la cellule cible.

La RT est dénuée d'activité correctrice, elle est donc responsable d'un taux très élevé d'erreurs d'incorporation de nucléotides lors de l'étape de transcription (paragraphe 2.2) (Bebenek K, 1993), de l'ordre de 5.4×10^{-5} par paire de base et par cycle réplicatif. Le génome du VIH-1 recense environ 10^4 paires de bases (Gao F, 2004). En sachant qu'environ 10^{10} nouveaux virions sont produits par jour (Ho DD, 1995), il est aisé de comprendre l'infinie variabilité du patrimoine génétique viral. Les pressions sélectives exercées par le système immunitaire et/ou les thérapeutiques antirétrovirales contribuent à l'évolution du virus.

On distingue deux types de VIH : le VIH-1 et le VIH-2 (figure 1). Ils se transmettent selon les mêmes modes (paragraphe 3). Toutefois, le VIH-2 se transmet moins facilement et la période s'écoulant entre la primo infection et la maladie est plus longue dans le cas du VIH-2, moins pathogène.

Le VIH-1 est subdivisé en quatre groupes : le groupe M "*main*", le groupe O "*outlier*" et deux nouveaux groupes, N "*new*" (extrêmement rare) et P (Peeters M, 2013). Le groupe M compte neuf sous-types génétiquement distincts : A, B, C, D, F, G, H, J et K.

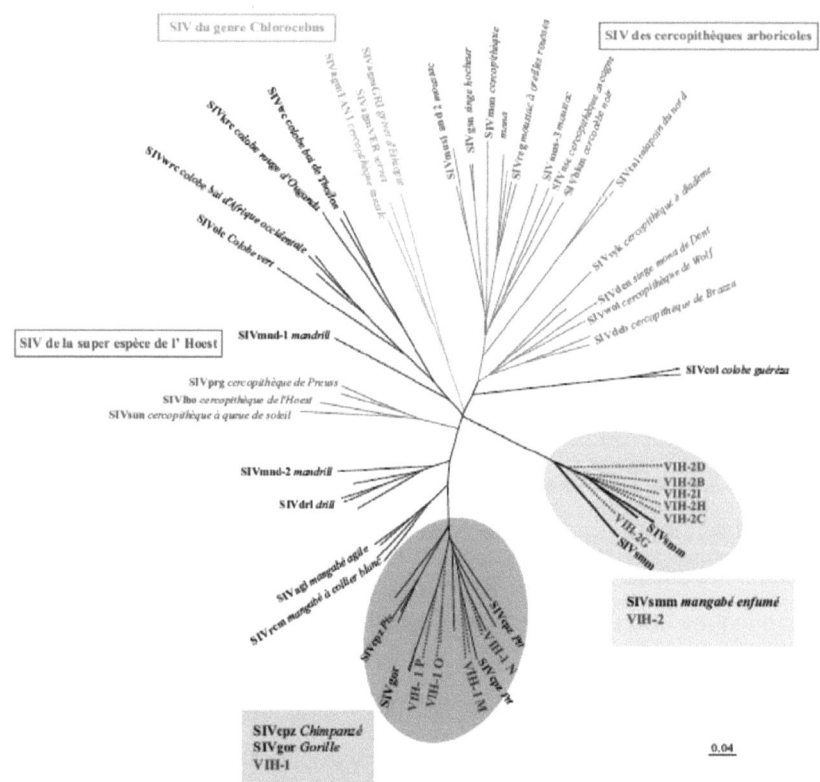

Figure 1: Arbre phylogénétique des lentivirus de primates (Peeters M, 2013).

Ces groupes et sous-groupes sont identifiés selon leur composition génétique. Les gènes *gag* et *pol* sont les plus conservés et cette classification a été établie en grande partie selon la diversité génétique observée au sein du gène *env*.

Les séquences nucléotidiques des gènes *env* diffèrent d'au moins 20 % entre les différents sous-types et, à l'intérieur d'un même sous-type, l'ensemble des souches affiche des séquences de gène *env* avec plus de 80 % d'homologie génétique entre elles. Cependant, la classification repose désormais sur l'analyse des génomes entiers.

Deux virus de sous-types différents peuvent être présents chez une même personne séropositive. Leur matériel génétique peut se recombiner pour créer un nouveau virus hybride. La plupart de ces nouvelles combinaisons ne survivent pas, les autres sont appelées "*circulating recombinant forms*", CRFs ou "*unique recombinant forms*", URFs (Wainberg MA, 2004). En effet, une personne peut être co-infectée par différents sous-types ou se surinfecter avec un sous-type différent.

A l'heure actuelle, plus de 50 CRFs ont été identifiées (Taylor BS, 2008), mais tendent à devenir de plus en plus fréquentes et complexes (McCutchan FE, 2006). A titre de comparaison, le VIH acquiert la même diversité en cinq ans chez un seul individu que le virus de la grippe en un an dans la population mondiale.

1.2 Aspect structural du VIH-1

1.2.1 Structure générale du VIH-1

Le VIH se présente sous la forme de particules sphériques de 80 à 120 nm (Gelderblom HR, 1987), comme l'illustre la figure 2. Chaque particule est constituée d'une membrane sous forme de double couche lipidique d'origine cellulaire (cette membrane est acquise lors de l'étape de bourgeonnement du cycle de réplication du virus (paragraphe 2). A cette enveloppe sont intégrées des glycoprotéines d'enveloppe : une glycoprotéine de surface (gp120), et une glycoprotéine transmembranaire (gp41).

Sous l'enveloppe du virus, à l'intérieur, est revêtue une couche protéique, la matrice, constituée par l'auto-assemblage de la protéine p17.

Plus au centre on trouve la capside virale, conique, également constituée par l'auto-assemblage des protéines de capside (p24). On notera que la protéine p24 est la protéine la plus présente (en masse) dans le virus.

La capside renferme le génome viral (deux copies d'ARN monocaténaire de polarité positive), la nucléocapside (protéines p7/p9), la protéine p6, ainsi que les trois enzymes indispensables à la réplication du virus : la RT (p66/p51), l'intégrase (p32), et la protéase (p11). La matrice, la capside, et la nucléocapside constituent le core.

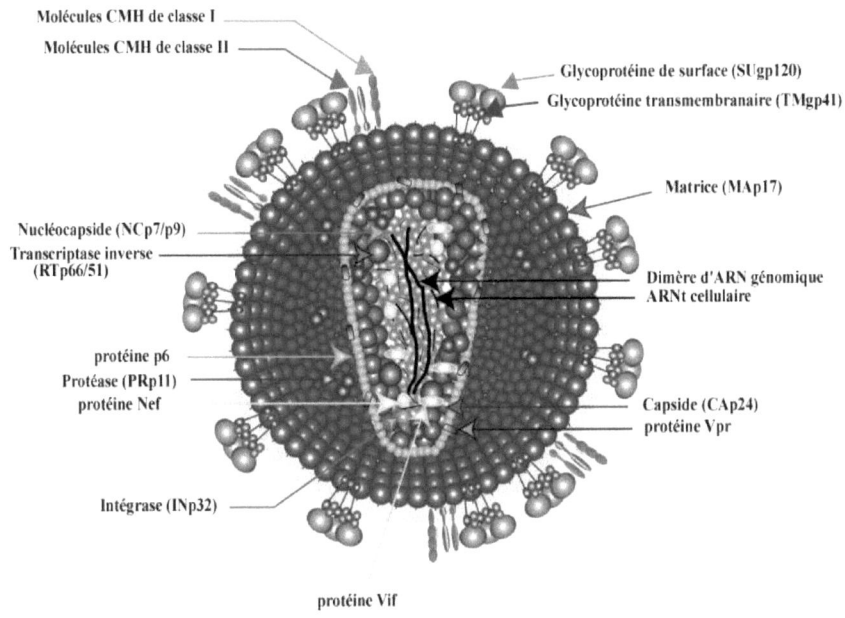

Figure 2 : Organisation structurale et génomique du VIH (Ganser-Pernillos BK, 2008).

1.2.2 Organisation génomique du VIH-1

Le génome du VIH-1 est constitué de neuf gènes pour une taille de 9,2kb.

Comme tous les *retroviridae*, le VIH-1 possède trois gènes structuraux :

• *gag* (groupe spécifique d'antigène) code pour les protéines structurales internes du virion : protéines de matrice (p17), capside (p24), nucléocapside (p7/p9), et p6.

• *pol* (polymérase) code pour les enzymes impliquées dans la réplication : protéase, reverse transcriptase et intégrase.

• *env* (enveloppe) code pour les glycoprotéines d'enveloppe de surface (gp120) et transmembranaire (gp41).

Les 6 autres gènes sont dits accessoires :

• *tat* (transactivateur de la transcription) et *rev* (régulateur de l'expression des gènes du virion) codent pour l'expression de deux protéines régulatrices de la multiplication virale.

• *vif, vpr, vpu, nef* ont un rôle dans l'infectiosité.

2. Étapes de réplication

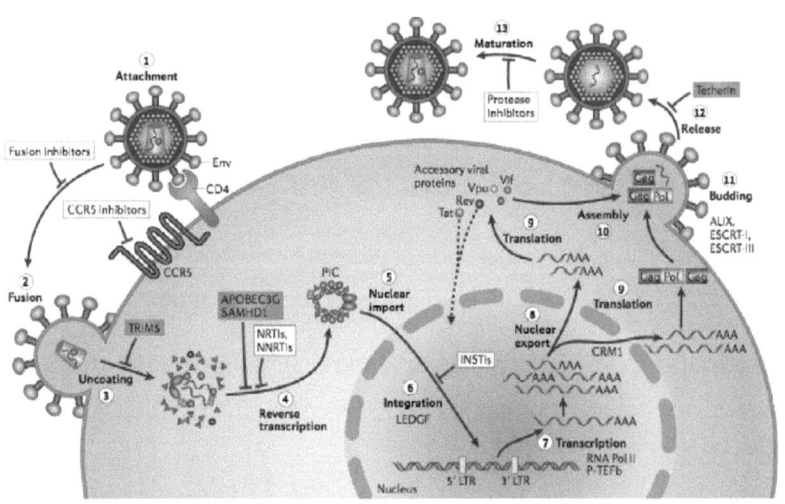

Figure 3 : Cycle de réplication du VIH : stratégie virale de détournement de la machinerie cellulaire (Engelman A, 2012).

2.1 Entrée du virus dans la cellule hôte

Le VIH-1 s'attache à la surface de la cellule hôte au moyen d'une interaction de haute affinité entre la glycoprotéine virale d'enveloppe gp120 et la molécule cellulaire CD4. Le VIH ne se multiplie donc que dans les cellules qui portent à leur surface les CD4 (Lymphocyte T CD4+ mémoires, monocytes, macrophages, cellules de Langerhans, cellules présentatrices d'antigènes). Cette liaison est renforcée par l'interaction de la gp120 avec un co-récepteur.

Il existe deux co-récepteurs majeurs :

• le récepteur aux β chimiokines, CCR5, est exprimé à la surface de LT CD4+ mémoires, des macrophages, des cellules des muqueuses et des cellules de Langerhans des muqueuses et des cellules folliculaires dendritiques. Les souches virales utilisant ce récepteur sont dites de tropisme R5.

• le récepteur aux α chimiokines, CXCR4, est exprimé notamment par les LT CD4+ naïfs et les thymocytes. Les souches virales utilisant ce récepteur sont dites de tropisme X4.

Le VIH interagit préférentiellement avec les CD4-CCR5 présents au niveau des cellules de la muqueuse.

L'interaction de la gp120 avec ses récepteurs et co-récepteurs induit un changement conformationnel de la gp120, permettant le démasquage du peptide de fusion de la gp41 et donc la fusion entre la membrane du virion et celle de la cellule hôte.

2.2 Transcription inverse, intégration et transcription

Une fois dans la cellule, le virus perd son enveloppe et libère sa capside.

La RT rétrotranscrit l'ARN viral monocaténaire en ADN bicaténaire. L'ADN fraîchement synthétisé est importé dans le noyau de la cellule hôte, puis intégré au sein de son génome grâce à une enzyme : l'intégrase virale. On parle alors d'ADN proviral.

Lors de son activation, la cellule va synthétiser de nouveaux ARN viraux et de nouvelles protéines virales qui permettront la formation de nouveaux virus. Le provirus est transcrit en ARN messager (ARN_m) par l'ARN polymérase II (ARN_{pol} II) de l'hôte. L'ARN_m migre alors du noyau de la cellule hôte vers son cytoplasme pour être épissé en différents ARNm codant pour les protéines constitutives du virus et les protéines de régulation.

2.3 Traduction

A partir des ARNm viraux sont synthétisées les protéines virales, et de nouveaux virions sont formés. Les protéines codées par les gènes *gag* et *pol* synthétisées par la cellule hôte sont clivées par la protéase virale. L'intégrase, l'ARN génomique lié à la RT, et les protéines régulatrices sont encapsidés dans le virus néosynthétisé.

2.4 Bourgeonnement et maturation

Les nouvelles particules virales bourgeonnent à la surface de la cellule hôte et sont libérées dans le milieu extracellulaire. A ce stade, la particule native est qualifiée d'immature. En effet, elle n'est pas encore virulente. Il reviendra à la protéase virale de faire « mûrir » le virus, qui sera alors prêt à infecter de nouvelles cellules hôtes.

3. Modes de transmission

Les VIH sont des virus enveloppés donc fragiles, transmissibles uniquement par contact étroit entre individus. Ils transmettent des infections chroniques à développement lent.

Le virus a été isolé, chez les personnes infectées, dans le sang, le sperme, les sécrétions vaginales, le lait maternel, le liquide pleural, amniotique, bronchoalvéolaire ou cérébrospinal. Il a également été retrouvé dans d'autres liquides biologiques (en plus faible concentration et avec la présence d'autres composants qui tendent à inactiver le virus) tels que la salive, les larmes et l'urine.

3.1 La transmission sexuelle

La transmission sexuelle, en cas de rapports non protégés, reste la plus fréquente. Elle est réalisable grâce aux muqueuses buccale, génitale ou rectale en contact avec du sang contaminé. La muqueuse rectale, de par son épithélium monocellulaire, est la plus susceptible à l'infection.

3.2 La transmission sanguine

3.2.1 Les usagers de drogues injectables (UDI)

Pour les UDI, les pratiques à haut risque de contamination sont le partage de la seringue et/ou de l'aiguille. L'initiation à l'injection, l'injection dans un cadre collectif (d'autant plus pour les derniers à prélever la dose), et la proximité affective avec un des UD séropositifs contribuent à entretenir, à tort, un climat de confiance et une baisse de vigilance face au risque.

3.2.2 Les hémophiles et transfusés

Depuis août 1985, le dépistage obligatoire d'une séropositivité pour tout don de sang a nettement diminué la menace d'une contamination iatrogène. La mise en place du dépistage génomique viral en 2001 a permis de réduire le risque de transmission lié à la période dite « sérologiquement muette ». Le risque résiduel de transmission par transfusion de produits sanguins labiles est désormais estimé à 1 pour 2,5 millions de dons. Du fait de l'introduction de procédés d'élimination et d'inactivation virale, les médicaments dérivés du sang (facteurs de coagulation notamment) sont dénués de tout risque.

3.2.3 Les professionnels de santé

Concernant les professionnels de santé victimes d'accident d'exposition au sang (AES), l'incidence a fortement diminué dans les années 1990 grâce aux efforts de prévention mis en place (Semaille C, 2011). En effet, très tôt dans la carrière professionnelle, l'information et la formation des personnels est de mise et des protocoles de soins intégrant l'aspect sécurité sont enseignés.

3.3 La transmission verticale

Le pourcentage de transmission mère/enfant, si suivi médicalement, est aujourd'hui estimé à 1% en France. Le risque est transplacentaire, périnatal (le plus fréquent) et via l'allaitement. L'allaitement d'un nouveau-né reste déconseillé pour une mère séropositive au VIH (SIDAWEB). L'objectif d'ici 2015 est de faire disparaitre la transmission mère-enfant grâce à la prévention (Desenclos JC, 2013).

4. Diagnostic de l'infection

4.1 Marqueurs de l'infection

Aucun signe clinique n'est suffisamment caractéristique pour affirmer une infection VIH. La biologie est donc essentielle, et repose sur trois marqueurs virologiques :

- l'ARN-VIH, détectable 10 jours après la contamination, augmente très rapidement et considérablement dans le sang (supérieur à 10^6 copies/mL) et décroît progressivement pour se stabiliser (après environ deux à trois mois). La sensibilité de détection de l'ARN-VIH pour le diagnostic de primo infection à VIH est de 100%, et sa spécificité de 97% (Hecht FM, 2002).

- l'antigène p24, détectable 15 jours après la contamination, subsiste une à deux semaines puis se négative. Sa sensibilité est de 80 à 90% et sa spécificité de 100% lors de la primo-infection (Lindbäck S, 1994).

- les anticorps anti-VIH sont détectables entre le 22ème et le 26ème jour. Les premiers décelés sont les anticorps contre les protéines d'enveloppe (gp160, gp120 et gp41) et contre l'antigène p24. Cependant, l'antigénémie p24 devient indétectable après la troisième semaine, et les anticorps constituent le marqueur de choix pour effectuer le dépistage de l'infection.

La durée d'incubation avant le dépistage le plus sensible de l'infection est donc de 10 jours.

4.2 Cinétique d'apparition des marqueurs de l'infection

La cinétique d'évolution de l'infection par le VIH-1 comporte trois stades successifs (Fauci AS, 1993) (Pantaleo G, 1993) : le stade de primo-infection, le stade de latence clinique et le stade sida (figure 4).

La première phase (ou stade de primo-infection) est caractérisée par le premier contact entre le virus et un individu naïf. Cette phase dure de une à huit semaines. Elle est généralement associée à des symptômes cliniques aspécifiques, le plus souvent de type pseudo-grippaux. Au niveau biologique, elle se caractérise par la présence d'un pic virémique (Ag p24) transitoire mais élevé, accompagné d'une légère diminution du taux de lymphocytes T CD4+ circulants (Kassutto S, 2004) (Mattapallol JJ, 2005).

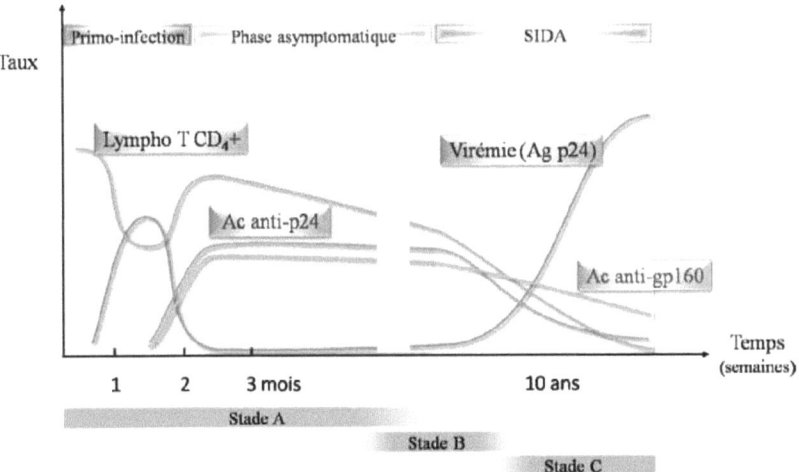

Figure 4 : Cinétique d'apparition des marqueurs sérologiques du VIH-1. Les trois phases de l'infection par le VIH-1 sont déterminées selon l'évolution de la charge virale plasmatique (en violet), du nombre de lymphocytes T CD4+ circulants (en vert), de la concentration en anticorps anti-VIH-1 (en bleu et en jaune) au cours du temps (MemoBio, 2010).

Mais très rapidement, une réponse immunitaire anti-virale lymphocytaire cytotoxique se manifeste, permettant le contrôle de l'infection en limitant la multiplication du virus (Koup RA, 1994). De plus, à la fin de ce stade, des anticorps dirigés contre le VIH-1 apparaissent, caractérisant la séroconversion de l'individu infecté. Le diagnostic biologique de la primo-infection à VIH-1 repose notamment sur la détection d'ARN viraux et d'antigènes de capside p24 dans le sang (absence d'anticorps spécifiques). A ce stade, la charge virale plasmatique (nombre de copies d'ARN viral par millilitre de plasma) est très élevée.

L'individu infecté entre ensuite en phase de latence, ou phase asymptomatique. Celle-ci peut durer de une à trois années pour les patients dits "progresseurs rapides" ou s'installer sur plus de dix ans chez les patients qualifiés d'asymptomatiques à long terme (ALT).

A ce stade, l'évolution de l'infection peut être appréciée par deux paramètres principaux : la charge virale et le taux de lymphocytes T CD4+ (Coffin JM, 1995). Malgré la réponse humorale et lymphocytaire T cytotoxique antivirale, la multiplication virale persiste et entraîne la destruction progressive du système immunitaire (Lyles RH, 2000) (Mellors JW, 2007) (Wei X, 1995). Ainsi, on observe une diminution progressive du taux de lymphocytes T CD4+ circulants qui aboutit finalement, en l'absence de traitement, au sida.

Au cours de cette phase de sida, le nombre de virus circulants est important, reflétant la rupture de l'équilibre relatif installé au cours du stade asymptomatique au profit du virus (Poignard P, 1996). C'est cet état de profond déficit immunitaire ainsi instauré qui va permettre l'apparition, chez ces patients, d'infections opportunistes et/ou de pathologies malignes fatales. La corrélation entre la sévérité des symptômes et le nombre total de lymphocytes T CD4+ est bien établie et représente toujours un critère de pronostic.

4.3 Cas des tests ELISA « combinés »

Le diagnostic grâce à un test ELISA (voir paragraphe 6.2.1) est pratiqué sur le sérum ou le plasma du patient. Les anticorps anti-VIH-1, anti-VIH-2 et les antigènes p24 sont détectés. Si le résultat est négatif, l'absence d'infection VIH est confirmée (sauf primo-infection très récente). Si le test s'avère positif, un test de confirmation est nécessaire sur ce même prélèvement. Il s'agit d'un Western-blot permettant la distinction entre une infection à VIH-1 et une infection à VIH-2. La positivité du Western-blot sur ce même prélèvement ne suffit toujours pas à affirmer l'infection à VIH. Pour cela, il faudra utiliser un second prélèvement. Un Western-blot peut aussi être « indéterminé », c'est-à-dire traduire une séroconversion en cours, une affection par une souche atypique de VIH ou bien une réactivité non spécifique vis-à-vis de certaines protéines virales (Girard PM, 2011). Un contrôle obligatoire après plusieurs semaines permettra de confirmer l'infection (Western-blot positif) ou de l'exclure (Western-blot indéterminé ou négatif). D'autre part, afin d'étudier une éventuelle primo-infection, la recherche d'antigène p24 ou d'ARN du VIH-1 pourra être effectuée.

Le sida et l'infection à VIH font partie des maladies à déclaration obligatoire. Dès lors, toute découverte d'une séropositivité VIH doit faire l'objet d'une notification auprès des autorités de santé compétentes (Journal Officiel du 25 février 2003 et journal Officiel du 19 mai 2007). Nous verrons par la suite (base de notre travail) que les échantillons positifs sont envoyés au Centre National de Référence (CNR) du VIH à l'hôpital Bretonneau (Tours), afin d'estimer la date de séroconversion le plus fidèlement possible (test d'infection récente) ainsi que le sérotype de virus qui est en cause.

4.4 Les tests rapides de détection du VIH

Les tests rapides de dépistage du VIH sont indispensables pour ralentir l'épidémie, en particulier dans les pays en développement où le virus sévit très largement (Pleskoff O, 2011). En effet, ils sont une solution efficace, peu coûteuse, et par définition assez rapide. Ce sont ces trois avantages, mais surtout leur rapidité et la non-nécessité d'équipement sophistiqué, qui leur confèrent une utilité certaine. Dans quelques situations caractéristiques (par exemple lorsque les femmes de statut sérologique VIH non connu sont sur le point d'accoucher, ou lors d'accidents d'exposition au sang chez les professionnels de santé, ou bien encore lors d'accidents d'exposition sexuelle) ces tests s'avèrent utiles. Leur fiabilité a été reconnue par l'Organisation Mondiale de la Santé. En France, ce test devra être validé par un test ELISA dans un second temps du fait d'un léger manque de sensibilité, notamment en cas d'infection récente.

5. Epidémiologie

5.1 Epidémiologie mondiale

En 2011, l'Onusida estimait à 34 millions le nombre de personnes infectées par le VIH et à 1,7 millions le nombre de nouvelles infections par an. La croissance globale de l'épidémie mondiale semble s'être stabilisée, selon le rapport de l'Onusida. Le nombre annuel de nouveaux infectés à VIH régresse depuis 2006, ainsi que le nombre de décès liés au sida (figure 5). On attribue cette évolution à un élargissement et un renforcement significatifs de l'accès au traitement antirétroviral.

Le taux d'incidence en Europe occidentale, centrale et orientale, en Asie centrale et en Amérique du Nord, est resté assez stable depuis ces cinq dernières années.

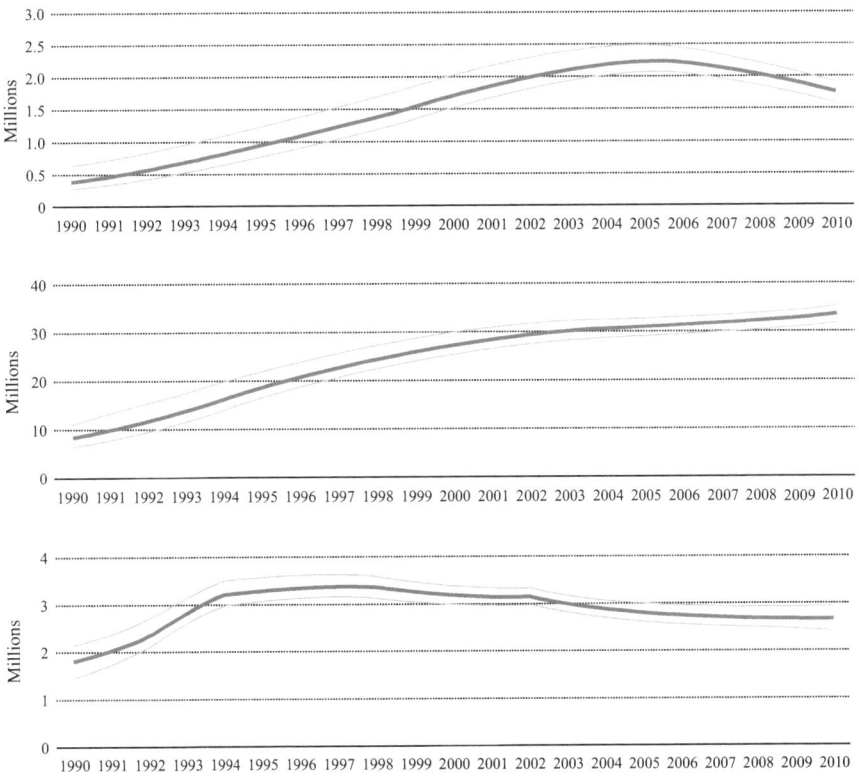

Figure 5 : Nombre de nouvelles infections VIH (1er graphique), nombre de personnes vivant avec le VIH (2ème graphique), nombre de décès dus au VIH (3ème graphique) : estimations annuelles mondiales de 1990 à 2011. En 1991, au moment où l'incidence de l'infection à VIH a atteint un pic dans la plupart des pays, l'Onusida estimait le nombre de personnes vivant avec le VIH à plus de 10 millions dans le monde. En 2011, ce chiffre est estimé à 35 millions (UNAIDS).

Cependant, le nombre de personnes vivant avec le VIH continue à augmenter, fait attribué à la réduction significative de la mortalité. L'Onusida estimait à 33,3 millions de personnes le nombre de personnes vivant avec le VIH en 2009 (contre 20 millions en 1995 selon l'OMS). Comme l'illustre la figure 6, l'Afrique subsaharienne supporte depuis toujours le plus fort taux d'infection (22,4 millions) suivie par l'Asie (6,1 millions) (Kania D, 2010).

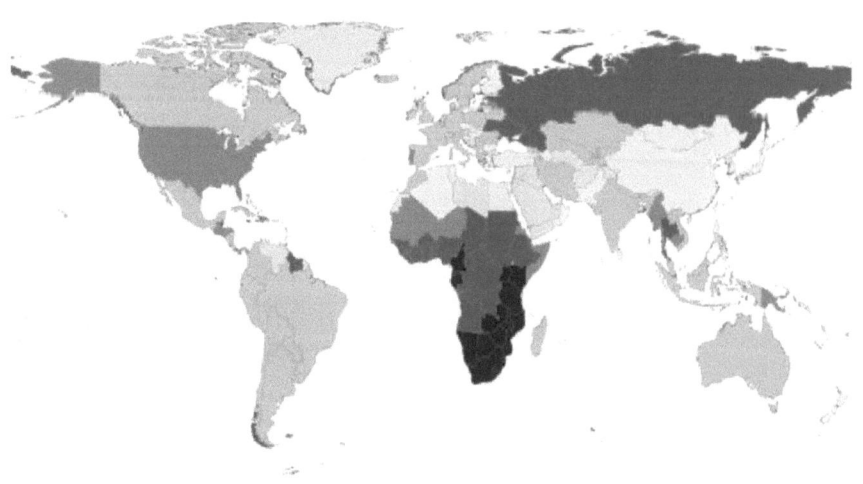

Aucune donnée   <,1%   ,1% – <,5%   ,5% – <1%   1% – <5%   5% – <15%   >15% – 28%

Figure 6 : Prévalence du VIH au niveau mondial. L'Afrique subsaharienne est très touchée, notamment l'Afrique du Sud et le Botswana (UNAIDS).

5.2 Situation épidémiologique en France

En 1986, le sida est devenu une maladie à déclaration obligatoire, élément clé pour la surveillance de l'épidémie. Depuis la découverte du premier cas de sida en France en 1981, le nombre de cas annuels a augmenté de manière dramatique jusqu'à atteindre 7000 diagnostics en 1994 (figure 7). La découverte et l'utilisation de puissantes associations d'antirétroviraux a permis une diminution considérable et quasi immédiate du nombre de cas en 1996. Depuis, ce nombre diminue faiblement mais de manière constante.

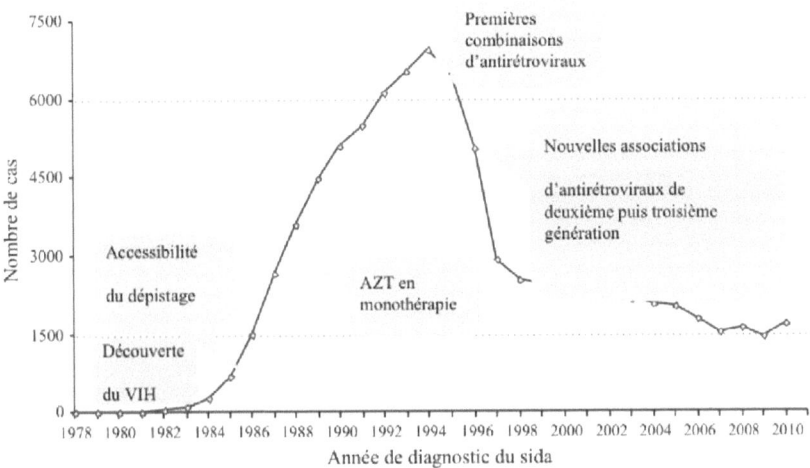

Figure 7 : Nombre de cas de sida par année de diagnostic de 1978 à 2010 en France. L'incidence du sida a augmenté de manière importante depuis le début de l'épidémie jusqu'à atteindre un pic d'environ 7000 diagnostics en 1994. Une diminution très importante du sida a été observée en 1996 et 1997 du fait de l'introduction de puissantes associations d'antirétroviraux. En 2011, 1500 cas de sida ont été diagnostiqués (Desenclos JC, 2013).

5.3 Tendances épidémiologiques françaises par catégories de population

La figure 8 illustre le nombre de déclarations de découvertes de séropositivité VIH en France ces dernières années. On observe ainsi qu'il tend à diminuer depuis 2003 pour la majorité des modes de contamination. Le nombre de découvertes concernant la transmission sexuelle dans la communauté homosexuelle masculine, en revanche, ne cesse d'augmenter.

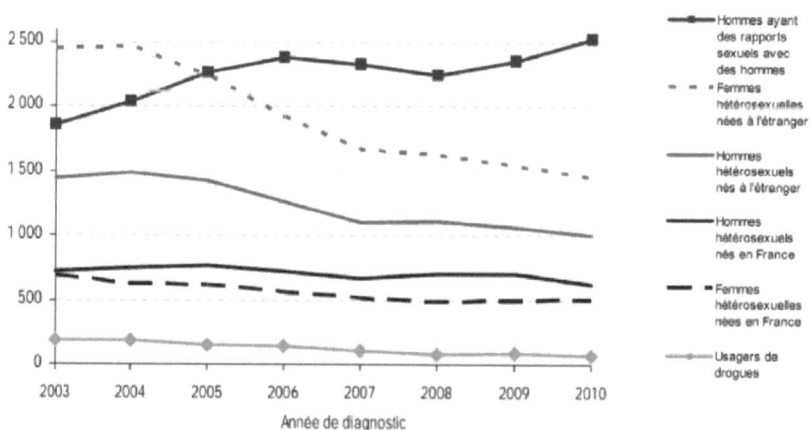

Figure 8 : Nombre de découvertes de séropositivité VIH par mode de contamination et par pays de naissance entre 2003 et 2010 (Données de l'INVS, décembre 2011).

6. Mesure de l'incidence

6.1 Méthode épidémiologique

En épidémiologie, l'incidence de l'infection à VIH représente le nombre de nouveaux cas apparus dans une population pendant une période donnée. C'est un indicateur capital pour suivre la dynamique de l'infection (fréquence et vitesse d'apparition). Connaître le taux d'incidence du VIH est indispensable, entre autres, afin de savoir dans quelles catégories de populations, dans quels lieux et à quelles périodes le besoin de prévention et/ou les mesures de lutte vont être les plus nécessaires.

Diverses méthodes d'estimation de l'incidence de l'infection à VIH ont été testées. Toutes ont cependant des limites (exactitude, faisabilité, coût).

Depuis 2003, l'infection à VIH est devenue une maladie à déclaration obligatoire. Grâce à ce dispositif, la France dispose d'un outil devenu indispensable pour suivre au plus près l'évolution de l'épidémie.

Néanmoins, par définition, seuls les nouveaux diagnostics des personnes dépistées sont pris en compte. Ainsi, seules sont dénombrées les personnes nouvellement diagnostiquées : le recensement est donc partiel. En outre, ces dépistages concernent aussi bien des infections survenues dans l'année que des infections survenues plusieurs années auparavant. Or, l'incidence de l'infection à VIH est le nombre de personnes nouvellement infectées dans une année, qu'elles aient été diagnostiquées ou non (www.vih.org).

6.2 Le concept RITA (Recent infection testing algorithm)

Le terme et nouveau concept RITA a été introduit en 2009 pour décrire une combinaison d'un ou plusieurs tests biologiques et d'informations cliniques et biologiques complémentaires. Ce test est utilisé pour classer une infection à VIH comme étant récente ou non récente.

Le RITA est caractérisé par une "durée moyenne du RITA", dépendant de la population et du sous-type de VIH. La durée moyenne du RITA est la durée pendant laquelle les personnes appartenant à cette population et présentant une infection nouvellement acquise seront classées par le RITA comme ayant acquis récemment cette infection.

6.2.1 Les tests d'infection récente (TIR) existants

Le potentiel de caractérisation de l'infection via la quantification des anticorps anti-VIH a déjà été exploité par plusieurs équipes de recherche. Ceci a été possible initialement grâce à l'équipe de Janssen et coll. (1998), première à avoir décrit le principe du test d'infection récente (Janssen RS, 1998). Janssen et coll. ont eu l'idée de créer un test « désensibilisé » après s'être rendu compte que les tests de dépistage dernière génération estimaient la séroconversion (apparition d'anticorps en quantité détectable par le test ELISA) plus tôt que ceux de première génération. La désensibilisation de ces tests avait pour objectif d'obtenir un temps de séroconversion plus tardif par rapport aux tests conventionnels (Byers RH, 2005).

Le principe de cette désensibilisation reposait sur les techniques d'analyse de l'échantillon (en diluant l'échantillon de façon importante).

Deux tests commerciaux ont utilisé ce principe : Abbott-3A11 du laboratoire Abbott et Vironostika-HIV1-EIA du laboratoire Biomérieux. Ces tests de première ou seconde génération n'étant plus commercialisés, il devenait nécessaire de développer des alternatives (tableau I). L'une d'entre elles a été de s'appuyer à nouveau sur des tests commerciaux, détournés pour mesurer l'avidité des anticorps en présence ou absence d'agents dissociants. Cette stratégie a été appliquée aux tests commerciaux AxSYM HIV-1/2 gO (Abbott) et Vitros anti-HIV 1+2 (Ortho). Le test de confirmation Inno-LIA HIV-I/II Score (Innogenetics) a également été proposé grâce à la possibilité de quantifier les anticorps par analyse densitométrique des bandes présentes sur les immunoblots. Tous ces tests sont néanmoins dépendants de la commercialisation des réactifs, et donc du possible arrêt de commercialisation.

C'est pour cette raison notamment que le test BED, initialement académique, a été développé au Centers for Diseases Control (CDC) d'Atlanta (Parekh BS, 2002). Le principe est de quantifier la réponse anticorps vis à vis de peptides de la région immunodominante de la gp41 (TM) du VIH-1.

L'utilisation de ces tests, quels qu'ils soient, devrait nécessiter l'intégration de contrôles permettant de limiter les dérives techniques et donc d'assurer la reproductibilité.

Quatre tests (le test BED, le test d'avidité et les deux tests désensibilisés) partagent l'idée de standardiser leurs mesures, grâce à des contrôles et des calibrateurs qui sont testés simultanément aux échantillons à analyser.

Tableau I : Tests sérologiques d'infection récente décrits dans la littérature (Le Vu S, 2010).

Nom	Principe	Période fenêtre [a]	Référence
Abbott-3A11-LS [b]	Désensibilisation d'un test ELISA commercial	Oui	[36]
Avioq HIV-1 microelisa [c]	Désensibilisation d'un test ELISA commercial	Oui	[74]
BED-CEIA [d]	Proportion d'IgG spécifiques	Oui	[41]
AxSYM HIV-1/2 gO	Rapport d'avidité par modification d'un test commercial	Oui [e]	[43, 75]
Ortho Vitros anti-HIV 1+2	Rapport d'avidité par modification d'un test commercial	Non	[76]
EIA-RI [f]	Réactivité anticorps spécifiques	Oui [g]	[40]
Anti-p24 IgG3 [h]	Réactivité isotype IgG3	Non	[42]
Inno-LIA HIV-I/II Score	Score de réactivité aux antigènes du Western-blot	Non	[77]
SeroDIA-HIV	Agglutination	Non	[78]
OraQuick Advance HIV-1/2	Désensibilisation d'un test rapide commercial	Non	[79, 80]

a. Une calibration de la durée de la transition entre l'état récent et non-récent est décrite
b. Commercialisation arrêtée en 2003
c. Remplace le test Vironostika
d. Test commercial dédié à l'estimation d'incidence
e. Une étude de calibration a été décrite très récemment [81]
f. Test non commercial
g. La calibration de la période fenêtre est présentée au chapitre 3

Tableau II : Test d'infection récente standardisant la densité optique du marqueur (Le Vu S, 2010).

Assay	Ref	Controls [a]	Calibrator [b]	Standardized OD [c]
Abbott 3A11-LS	[36]	Neg Pos	none	$\frac{OD-OD_{neg}}{OD_{pos}}$
Abbott 3A11-LS	[84]	Neg HighPos LowPos	LowPos	$\frac{OD-median(OD_{neg})}{median(OD_{cal})}$
Vironostika LS EIA	[63, 74]	Neg HighPos LowPos	LowPos	$\frac{OD-median(OD_{neg})}{median(OD_{cal})-median(OD_{neg})}$
BED Capture EIA	[41]	Neg HighPos LowPos	LowPos	$\frac{median(OD)}{median(OD_{Cal})}$

a. Neg : negative sample ; Pos : positive sample ; HighPos : positive in the higher range of values ; LowPos : positive in the lower range of values. Controls must be within their respective range
b. Controls and calibrator are tested in triplicate
c. OD is for the specimen ; OD_{neg}, OD_{pos}, OD_{cal} are for the controls or calibrator. Specimens screened as recent are confirmed in triplicate and the median value is used

Ainsi, chacun d'eux obtient une mesure standardisée de densité optique, pour contrer les variations dues aux conditions de réalisation opératoires.

Dans le tableau II sont donc répertoriés les tests d'infection récente qui standardisent leurs résultats : le test Abbott 3A11-LS, le test Vironostika LS EIA et le test BED utilisent les contrôles négatif, faible et élevé. Le contrôle faible leur sert de calibrateur. Leur utilisation des contrôles et des calibrateurs pour standardiser la valeur brute de densité optique est illustrée dans la colonne « Standardized OD ».

6.2.2 Le test d'infection récente mis en place au CNR VIH : le test EIA-RI

Face à l'incertitude sur le devenir des tests d'infection récente « commerciaux », il a été décidé dès l'an 2000 en France de développer un test d'infection récente indépendant de l'Industrie du diagnostic. Ce développement a été réalisé par le CNR du VIH (CHU Bretonneau, Tours) en collaboration avec l'InVS au sein de l'action coordonnée 23 (AC 23) de l'ANRS.

Le test EIA-RI repose sur la quantification de la réactivité des anticorps anti-VIH-1 vis à vis de l'épitope immunodominant de la gp41 (TM) et de la région V3 de la gp120 (Barin F, 2005).

6.2.3 Méthode d'analyse : le test Elisa

Le test d'infection récente au CNR VIH est appelé test EIA-RI pour *Enzyme Immuno Assay for Recent Infection* (Barin F, 2005). Il s'agit d'un test ELISA (*enzyme-linked immunosorbent assay*) ou test immuno-enzymatique sur support solide. C'est une méthode utilisée communément en immunologie destinée à détecter et/ou doser un antigène ou un anticorps dans un liquide biologique.

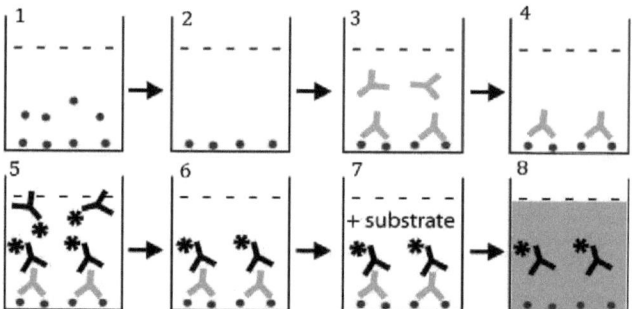

Figure 9 : Illustration du test ELISA tel qu'il est réalisé au CNR-VIH. Etapes 1 et 2 : sensibilisation des plaques, étapes 3 et 4 : fixation des anticorps, étapes 5 et 6 : fixation du conjugué aux anticorps, étapes 7 et 8 : ajout du substrat et coloration (Salamanca, 2011).

6.2.3.1 Sensibilisation de la plaque

Des solutions peptidiques des régions immunodominantes de la gp41 (TM) et de la gp120 (V3) à 100 µg/L sont préparées et réparties dans les puits d'une plaque, comme l'indique le tableau III. Les peptides, qui font office d'antigènes, vont donc se fixer électrostatiquement au fond des puits.

Tableau III: Plaque de 96 puits dans lesquels sont introduits les solutions peptidiques de TM et V3 (une colonne sur 2). *Témoin R* = témoin infection VIH très récente ; *Témoin I* = témoin infection VIH récente ; *Témoin C* = témoin infection VIH chronique ; *Négatif* = témoin anti-VIH négatif.

	1 TM	2 V3	3 TM	4 V3	5 TM	6 V3	7 TM	8 V3	9 TM	10 V3	11 TM	12 V3
A			Témoin R				Témoin I					
B												
C												
D												
E												
F										Témoin C		
G												
H				Négatif						Négatif		

Après avoir laissé incuber une nuit à température ambiante, trois lavages sont réalisés avec un tampon de lavage afin d'éliminer les Ag en excès et le liquide ayant apporté l'Ag.

6.2.3.2   Surcoating ou étape de saturation

Un tampon de saturation (PBS -*phosphate buffered saline*- contenant du sérum de veau nouveau né) est ajouté dans chaque puits, afin de combler les endroits du puits exempts d'antigène. Cette solution n'interfère pas avec la réaction Ac-Ag. Cette étape évite les bruits de fond et les faux positifs lors de la lecture des résultats.

Après incubation 45 minutes à 37°C, la plaque est de nouveau lavée trois fois en tampon de lavage (PBS contenant un détergent -Tween20-).

6.2.3.3   Préparation des témoins

Des échantillons positifs (sélectionnés pour correspondre à des valeurs d'échantillons provenant d'infection très récente [R], d'infection récente

[I], et d'infection chronique [C]) et négatif congelés au CNR sont dilués au 1/100e. 100 µL de chacun des échantillons sont déposés dans certains des puits de la plaque (tableau III).

6.2.3.4 Préparation des sérums de patients

Pour chacun des patients séropositifs au VIH, les laboratoires réalisent un buvard sur lequel ils déposent du sérum séché (figure 10). Chaque buvard est envoyé au CNR. Les buvards sont ensuite congelés à -20°C en attendant d'être analysés.

Chaque buvard (figure 10) correspond donc à un patient et est identifié par un numéro et les quatre premières lettres du code d'anonymat du patient. Le numéro servira d'indentification du patient pendant le test ELISA.

DO et Surveillance virologique

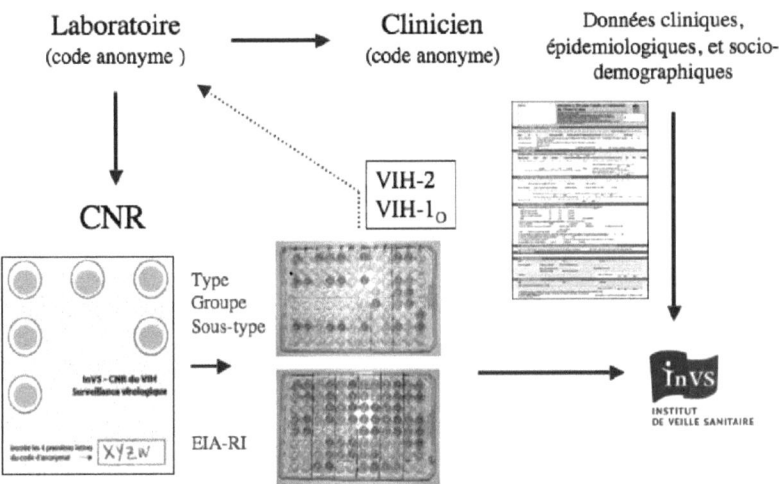

Figure 10 : Circuit reliant la densité optique et la Surveillance virologique. Le CNR VIH analyse les échantillons anonymes des patients séropositifs et les transmet à l'InVS. Ce dernier exploite les résultats en les associant aux données cliniques, épidémiologiques, et socio-démographiques de chaque patient.

Les buvards sont ensuite poinçonnés, et chaque spot est placé dans un tube avec un tampon de dilution (PBS contenant du sérum de veau nouveau-né et du tween 20) afin de remettre en solution les Ac présents sur le buvard. Chaque tube est clairement identifié par un numéro propre à chaque patient. Les tubes sont placés dans un bac à ultrasons pendant une heure. Les échantillons obtenus sont ensuite déposés dans les puits (un TM et un V3). Par exemple, 100 µL de l'éluat du patient X seront déposés en A1 et A2 selon le tableau III.

Les plaques sont mises à incuber 30 minutes à 18°-20°C et lavées cinq fois en tampon de lavage afin de retirer tous les Ac non spécifiques donc non liés.

A cette étape, chaque puits contient des peptides TM ou V3 (sauf le puits « négatif »), et les Ac fixés sur les peptides correspondants.

6.2.3.5 Révélation

L'étape suivante consiste à ajouter un conjugué (Ac anti human marqué à la peroxydase). Il va reconnaître spécifiquement les Ac préalablement fixés sur les peptides et y adhérer.

Après 30 minutes d'incubation à 18°-20°C et cinq nouveaux lavages, le substrat est déposé dans chacun des puits et les plaques sont à nouveau mises à incuber 30 minutes à 18°-20°C dans l'obscurité. Le substrat va se fixer au conjugué présent dans les puits. La réaction est stoppée avec H_2SO_4, on peut alors observer que chaque puits est plus ou moins coloré. En effet, plus les sérums contiennent des Ac, plus le conjugué est présent dans le puits (puisque fixé aux Ac), et plus le substrat est présent aussi (puisque fixé au conjugué). Ainsi, une quantité importante de substrat entraînera une coloration intense de la solution contenue dans le puits, comme l'illustre la figure 11.

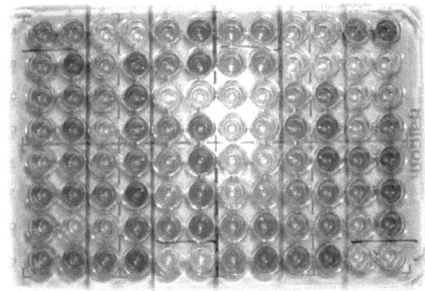

Figure 11 : Plaque dont les puits sont plus ou moins colorés et dont les densités optiques vont être mesurées dans le lecteur (Photographie du CNR VIH, 2013).

Les densités optiques sont lues à 490 nm et les résultats sont obtenus selon le tableau IV.

Tableau IV : Tableau édité suite au test ELISA pour une plaque. Les chiffres correspondent aux valeurs de densité optique dans chacun des puits. Les puits encadrés correspondent au témoin négatif (N), et aux contrôles très récents (R), récent (I) et chronique (C), tel qu'indiqué en légende du tableau III.

DYNEX TECHNOLOGIES REVELATION 4.25

Name
Address
Phone
FAX

TEST NO. :
TEST NAME : DETUNED CNR
PLATE : PLAQUE2

W/L MODE : DUAL
TEST FILTER : 490 nm
REF. FILTER : 630 nm

DATE : 05/07/2012
TIME : 16:03:02
OPERATOR

OVER limit : 3.500
Calculation mode : Endpoint

DATA MATRIX/TABLE : OD

	1	2	3	4	5	6	7	8	9	10	11	12
A	2.432	OVER	-0.021	0.026	2.530	OVER	0.418	0.723	0.366	0.403	1.180	3.250
B	2.545	OVER	-0.019 R	0.033	3.097	OVER	0.403	0.686	1.437	1.690	2.975	OVER
C	0.060	0.371	-0.014	0.045	0.096	0.156	0.408	0.809	0.215	OVER	1.348	OVER
D	2.812	OVER	0.097	0.221	0.983	2.823	1.376	OVER	1.824	OVER	0.595	OVER
E	0.373	3.022	0.138	0.059	2.492	OVER	1.937	OVER	2.485	3.167	3.328	OVER
F	0.039	0.024	-0.002	0.014	3.018	OVER	0.053	0.071	2.903	OVER	1.730	OVER
G	1.037	OVER	1.757	2.569	2.638	OVER	2.889	OVER	2.866 C	OVER	0.950	0.017
H	0.091	0.065	0.780	1.448	0.127 N	0.147	1.708	2.366	2.690	OVER	0.122 N	0.103

***** Indicates an unread well or value out of range

Certaines cellules (A2 par exemple), contiennent la mention « OVER » alors qu'elles devraient contenir une valeur numérique. Ceci correspond à des valeurs fortement positives, avec saturation du signal. Il a été choisi antérieurement d'exprimer les signaux sous forme d'un ratio $\frac{DO\ échantillon}{0,050}$, la valeur de 0,050 correspondant à une valeur de « bruit de fond » obtenue avec les échantillons négatifs.

Toutes les valeurs obtenues dans ce tableau sont ensuite saisies manuellement dans un tableur Excel et gardées en mémoire pour analyse.

Le test EIA-RI est sujet à une variabilité de ses résultats, qui sont donc susceptibles d'être faussés. Les conditions de réalisation du test Elisa telles que la température du laboratoire, le temps d'incubation, le prélèvement des échantillons, le manipulateur, et/ou le changement de réactif pourront influer sur la valeur de densité optique obtenue.

III. MATERIEL ET METHODES

L'objectif principal de ce travail a donc été de proposer une approche permettant de définir des bornes acceptables pour chaque contrôle de chaque plaque. Avant ce travail, les plaques (séries) du test EIA-RI étaient refaites sur des critères approximatifs. En d'autres termes, aucune réelle valeur « critique » n'était fixée pour décider si la manipulation devait être refaite ou non. C'est là tout l'enjeu de notre travail : formaliser le fait de refaire une plaque du test EIA-RI selon des critères précis et objectifs.

Pour cela, différentes étapes sont nécessaires :

- **Etudier la variabilité de la mesure du test**

Le test ELISA voit ses résultats varier, lesquels sont par conséquent plus ou moins exacts. Les conditions de réalisation, telles que l'environnement dans lequel le personnel opère, (température du laboratoire par exemple), le temps d'incubation, le pipetage des échantillons, le changement de manipulateur et/ou de réactif pourront influer sur la valeur d'absorbance obtenue.

- **Définir une étendue de valeurs acceptables des contrôles pour un contrôle de qualité du test**

Cette partie du travail a pu être réalisée grâce aux données enregistrées (« historique ») d'un grand nombre de valeurs déjà testées par le laboratoire. En effet, toutes les mesures de densité optique des contrôles de 2008 à 2012 pour chaque plaque utilisée nous ont servi d'échantillon pour représenter une étendue de valeurs représentatives de la réalité. En se basant sur cet historique, nous avons pu déterminer quelle étendue de valeur était la plus acceptable, sur des critères objectifs et en tenant compte de la faisabilité pour le CNR.

- **Mettre en place un outil de saisie et de contrôle au laboratoire réalisant les analyses**

La finalité de ce travail a été de créer cet outil de saisie, dans lequel les valeurs d'absorbance obtenues lors de chaque test d'infection récente seront saisies.

Les valeurs des contrôles obtenues dans une plaque qui ne sont pas considérées comme « acceptables » (c'est-à-dire hors des limites fixées), seront facilement repérables et la plaque devra alors être refaite. Si, en revanche, elles sont comprises dans les bornes préalablement fixées, la plaque sera acceptée.

Cet outil est crucial dans la mesure où la *précision* du test d'infection récente conditionne la *précision* de l'estimation de l'incidence de l'infection VIH en France.

1. Les « contrôles » utilisés dans le test d'infection récente (TIR) du CNR depuis 2008

En 2008, les poches de plasma de trois donneurs de sang séropositifs ont été recueillies. La sélection a reposé sur la connaissance du délai entre le dernier don négatif et le premier don positif. Une date assez fidèle de leur séroconversion était donc estimée. A partir de ces poches de plasma, des « contrôles » ont été créés et sont utilisés depuis 2008.

Ces contrôles sont donc en réalité des échantillons dont la valeur d'absorbance dans le TIR est « vraie », ou en tous les cas, la plus réelle possible.

Ainsi, grâce aux mesures répétées de ces échantillons, le CNR a créé trois contrôles : un contrôle très récent « R », provenant d'un donneur de sang dont les résultats du test EIA-RI étaient très faiblement positifs, un contrôle intermédiaire « I » provenant d'un donneur de sang dont les résultats du test EIA-RI étaient faiblement positifs et un contrôle chronique « C » provenant d'un donneur de sang dont les résultats du test EIA-RI étaient fortement positifs. Un contrôle négatif « N » provenant d'un patient séronégatif a également été utilisé.

Tous ces contrôles existent en quantité importante et ont été aliquotés pour être stockés à − 30°C jusqu'à utilisation dans chaque série de test EIA-RI.

Comme expliqué précédemment, les valeurs de contrôles varient d'une mesure à l'autre selon les conditions de réalisation de la mesure. C'est la raison pour laquelle ces contrôles, même s'ils proviennent d'un même échantillon au départ, obtiennent une absorbance différente sur chaque nouvelle plaque.

L'enjeu de ce travail est donc de définir dans quelles mesures les absorbances des contrôles de chaque plaque peuvent être considérées comme « acceptables », et ainsi « valider » la plaque en question afin d'analyser les résultats des échantillons à tester.

2. Analyse de la variation des valeurs selon les conditions de mesure et intérêt du travail

2.1 Etude de la variation des valeurs sur un échantillon « témoin »

Par ailleurs, expressément à la demande de l'InVS, les prélèvements de cinq patients séropositifs ont été sélectionnés et testés de façon répétée (33 fois) entre le 3 mars 2009 et le 1er avril 2009. Cet essai de reproductibilité a été réalisé dans le but de simuler la variation de la mesure qui affecte les contrôles, et, de fait, aussi les patients.

Grâce à ces 33 mesures répétées, on peut illustrer que les valeurs mesurées des absorbances sont très liées aux conditions de réalisation des mesures. En effet, si les mesures des absorbances étaient « parfaites », on obtiendrait dans la figure 12 des droites horizontales (pour chacun des contrôles), et non des courbes.

L'idée de départ d'utiliser le ratio $\frac{DO\ \text{échantillon}}{0,050}$ (paragraphe 6.2.3.5) était de « standardiser » les écarts d'absorbance dus aux conditions de mesures. Finalement, diviser toutes les valeurs obtenues par 0,05 ne standardise pas les valeurs brutes, mais ne fait qu'en modifier l'échelle. D'autre part, étudier des nombres répartis sur une échelle de 0 à 70 (voire des nombres entiers) est plus pratique que d'étudier des nombres décimaux compris ente 0 et 3,5.

On appellera « Ratio de la DO » le produit suivant : $Ratio\ DO = \frac{DO}{0,05}$

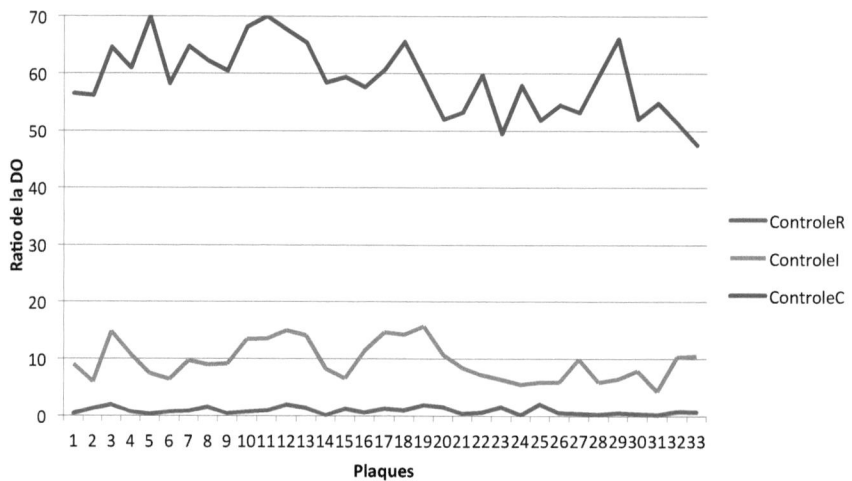

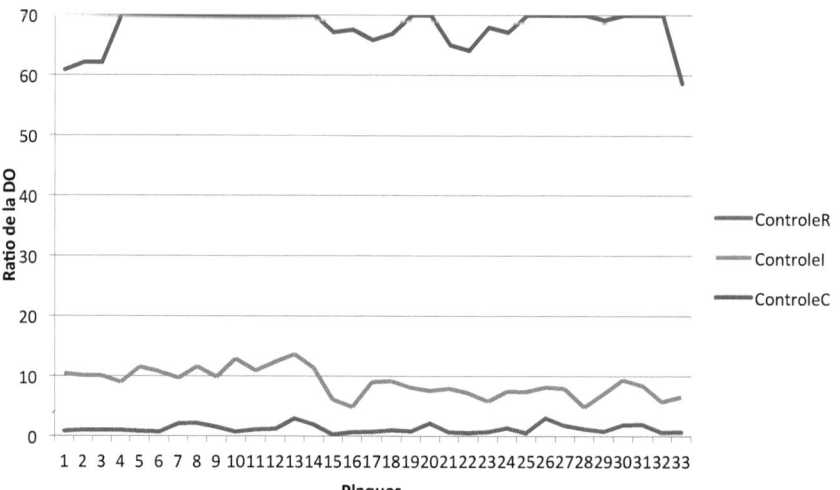

Figure 12 : Ces graphiques représentent la variation qui affecte les DO obtenues des contrôles R, I, C mesurées chaque jour pour une plaque, pour la quantification des anticorps anti-TM (en haut) et anti-V3 (en bas).

2.2 Interêt du travail

On pose l'hypothèse que si les valeurs des DO des contrôles sont « hors des bornes acceptables » dans une même plaque, c'est que les valeurs des DO des patients sont elles aussi non fiables. Les variations dont sont victimes les contrôles affectent de la même manière les patients, comme l'illustre la figure 13.

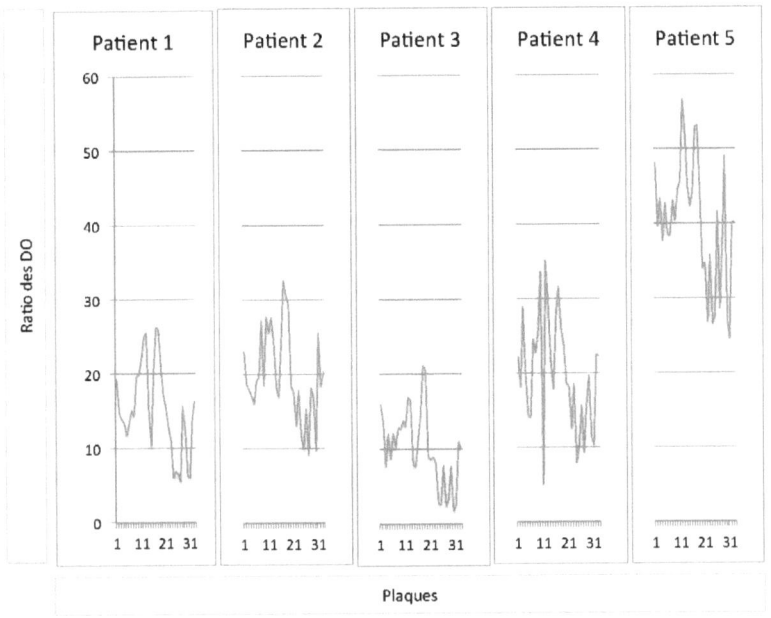

Figure 13 : Absorbances brutes des 5 patients témoins concernant l'antigène TM. Pour chacun des patients, la DO mesurée est différente sur les 33 plaques. Ce graphique démontre que les variations dont sont victimes les contrôles affectent également les patients.

L'intérêt de définir des bornes acceptables pour les contrôles est de sélectionner les plaques qui peuvent être jugées « acceptables », de manière moins empirique qu'auparavant.

Les plaques dont les contrôles sont hors des bornes définies seront jetées et refaites. Le but est de ne retenir que les plaques jugées correctes afin de ne prendre en compte que les valeurs acceptables pour chacun des patients.

3. Définir une étendue de valeurs acceptables

Le CNR VIH nous a fourni l'historique de ses plaques, du 15 février 2008 au 20 mars 2012. Cette période représente 629 plaques. Ces données fournissent les valeurs des contrôles obtenus par le laboratoire. Elles vont nous servir de base de travail pour rechercher les bornes optimales à utiliser par la suite.

Dans un premier temps il a été question d'utiliser les bornes des intervalles de confiance, comme l'illustre le tableau V. Cependant, dans cet échantillon, l'ampleur des fluctuations autour de la moyenne est très grande. La distribution étant non-normale, il a été préférable d'utiliser comme bornes des centiles des valeurs observées. Un centile représente chacune des 99 valeurs qui divise les données triées en 100 parts égales, de sorte que chaque partie représente $1/100^{ème}$ de l'échantillon. Par exemple, le 50ème centile correspond à la médiane et sépare les données en 2 groupes égaux. De même, le 98ème centile indique que 98% des données sont inférieures à ce chiffre.

Tableau V : Bornes inférieures et supérieures obtenues pour un intervalle de confiance de 95% (risque de 5%). Ces bornes ne sont pas exploitables, puisqu'il s'agit d'une distribution non normale. Nous utiliserons donc les centiles de préférence.

TM			IC 95	
	Moyenne	Ecart type	Borne inférieure	Borne supérieure
R	0,963	0,033	0,898	1,028
I	8,742	0,126	8,495	8,988
C	57,577	0,342	56,906	58,248
N	0,109	0,003	0,103	0,114

V3			IC 95	
	Moyenne	Ecart type	Borne inférieure	Borne supérieure
R	1,378	0,032	1,314	1,441
I	13,555	0,179	13,204	13,905
C	68,829	0,133	68,569	69,090
N	0,110	0,002	0,106	0,115

Nous avons calculé les différents centiles, afin d'opter pour un seul d'entre eux et l'utiliser comme bornes. Les centiles 1, 5, 25 (quartile), 50 (médiane), 75 (quartile), 95, 99 ont été calculés (tableau VI). Pour des raisons pratiques, nous avons choisi celui pour lequel un nombre raisonnable de plaques devraient être refaites. Sur un échantillon de 629 plaques, les 314 premières plaques ont été choisies arbitrairement afin de créer des bornes.

Ces bornes ont ensuite été testées sur les plaques 315 à 629 afin de calquer les résultats que le CNR VIH obtiendrait théoriquement par la suite (tableau VII). D'après les calculs, utiliser les 25ème centiles représenterait un trop grand nombre de plaques à refaire. Cependant, les bornes doivent être assez sélectives, c'est pourquoi les 5ème centiles ont été choisis.

Tableau VI : Concernant les plaques 1 à 314, bornes obtenues pour des centiles de 1 à 99, des contrôles R, I, C et N des portions TM (premier tableau) et V3 (deuxième tableau).

TM	Moyenne	Centiles						
		1	5	25	50	75	95	99
R	1,127	0,040	0,160	0,500	0,940	1,480	2,964	3,797
I	8,400	2,799	4,584	6,360	8,050	10,060	13,596	16,314
C	54,604	34,889	39,768	49,500	54,120	60,080	69,960	70,000
N	0,094	0,025	0,032	0,054	0,087	0,124	0,186	0,252

V3	Moyenne	Centiles						
		1	5	25	50	75	95	99
R	1,505	0,126	0,628	1,000	1,380	1,840	2,996	4,051
I	11,898	5,825	6,780	9,040	11,640	14,000	18,464	23,450
C	68,119	50,805	60,256	68,230	70,000	70,000	70,000	70,000
N	0,095	0,024	0,033	0,061	0,081	0,128	0,192	0,236

Tableau VII : Sur les plaques 315 à 629, nombre de valeurs extérieures aux bornes pour chacun des centiles.

TM	Centiles						
	1	5	25	50	75	95	99
R	1	27	136	223	41	8	1
I	0	10	60	135	93	26	15
C	0	1	26	73	166	51	0
N	3	10	37	113	134	46	19

V3	Centiles						
	1	5	25	50	75	95	99
R	19	169	227	259	27	8	1
I	44	72	178	250	23	5	0
C	34	145	235	258	0	0	0
N	3	10	54	100	128	42	23

Ainsi, en utilisant les 5ème centiles comme bornes pour chacun des contrôles, 14% de plaques en moyenne seront à refaire (tableau VIII).

Tableau VIII : Pour les plaques 315 à 629, pourcentage de valeurs extérieures aux bornes pour chacun des centiles.

TM	Centiles			
	1	5	25	50
R	0	3	14	18
I	1	3	12	11
C	0	4	16	6
N	2	5	14	9

V3	Centiles			
	1	5	25	50
R	2	14	21	21
I	4	6	16	20
C	3	12	19	21
N	2	4	15	8

Finalement, nous choisissons donc les bornes de la figure ci-dessous :

	Borne inf		Borne sup	
	TM	V3	TM	V3
N	0,032	0,033	0,186225	0,192075
R	0,16	0,628	2,964	2,996
I	4,584	6,78	13,596	18,464
C	39,768	60,256	69,96	70

Figure 14 : Bornes définitives de chaque contrôle.

4. Mise en place d'un outil de saisie et de contrôle

4.1 Outil de saisie

Le but de ce travail est donc de créer une fiche de saisie dans laquelle les résultats bruts d'absorbance des contrôles seront saisis directement par le laboratoire. Si les valeurs saisies sont considérées comme « acceptables », c'est-à-dire comprises dans les bornes choisies, la plaque sera « *VALIDE* ». Si au contraire les valeurs des contrôles saisies sont « *INVALIDES* », la plaque devra être refaite. Si les valeurs des contrôles sont validées, les valeurs brutes des absorbances des sérums des patients seront également saisies.

1. Saisir les valeurs de DO des contrôles dans la colonne C pour TM et dans la colonne D pour V3.
2. Si "INVALIDE" apparait dans la colonne G et/ou dans la colonne H -pour n'importe quel contrôle- la plaque est à refaire. Si "VALIDE" apparait, remplir les DO obtenues pour chaque patient, pour TM et V3.
3. Saisir les numéros des patients dans la colonne B, en commençant sous les contrôles. Chaque plaque doit être remplie ENTIEREMENT.

Date:	Opérateur:	Lot:		Plaque			
ID	ID contrôle	DO brute		Médiane		Validation	
		TM	V3	TM	V3	TM	V3
H5, H6	contrôle N					INVALIDE	INVALIDE
H11, H12	contrôle N						
A3, A4	contrôle R					INVALIDE	INVALIDE
B3, B4	contrôle R						
C3, C4	contrôle R						
A7, A8	contrôle I					INVALIDE	INVALIDE
B7, B8	contrôle I						
C7, C8	contrôle I						
F9, F10	contrôle C					INVALIDE	INVALIDE
G9, G10	contrôle C						
H9, H10	contrôle C						
	ID patient	DO brute		Résultats			
		TM	V3				
A1, A2							
...							
G11, G12							

Figure 15 : Tableur de saisie fourni au CNR VIH.

Comme le montre la figure 15, le tableur fourni au CNR regroupe toutes les informations nécessaires. La date, l'opérateur, le numéro de lot, et le numéro de plaque doivent être saisis pour chaque plaque réalisée. Le contrôle indiqué dans la colonne *ID contrôle* doit être réalisé dans le puits indiqué dans la colonne *ID* correspondante. Par exemple, le premier contrôle N (négatif) sera mesuré dans le puits H5 du tableau IX.

Les absorbances brutes des puits TM et V3 doivent être saisies dans les colonnes correspondantes. La médiane est automatiquement calculée, et le résultat *VALIDE* ou *INVALIDE* apparaît dans la colonne suivante. Comme expliqué précédemment, si *VALIDE* apparaît dans chaque cellule, la plaque est acceptable et les DO des patients peuvent être saisies.

Les numéros anonymes d'identification des patients sont inscrits dans la colonne *ID patient*. Lorsque ces numéros sont saisis, automatiquement les mêmes numéros sont recopiés dans la grille représentée par le tableau IX, ceci afin d'éviter les erreurs de transcription manuelle.

Les résultats des plaques non acceptables sont rejetés et les échantillons de ces plaques sont retestés. En revanche, toutes les valeurs saisies (*VALIDES* ou *INVALIDES*) sont enregistrées.

Tableau IX : Représentation d'une plaque, fournie au CNR avec l'outil de saisie.

Plaque	1	2	3	4	5	6	7	8	9	10	11	12
A	TM	V3	R-TM	R-V3	TM	V3	I-TM	I-V3	TM	V3	TM	V3
B	TM	V3	R-TM	R-V3	TM	V3	I-TM	I-V3	TM	V3	TM	V3
C	TM	V3	R-TM	R-V3	TM	V3	I-TM	I-V3	TM	V3	TM	V3
D	TM	V3	TM	V3	TM	V3	TM	V3	TM	V3	TM	V3
E	TM	V3	TM	V3	TM	V3	TM	V3	TM	V3	TM	V3
F	TM	V3	TM	V3	TM	V3	TM	V3	C-TM	C-V3	TM	V3
G	TM	V3	TM	V3	TM	V3	TM	V3	C-TM	C-V3	TM	V3
H	TM	V3	TM	V3	N-TM	N-V3	TM	V3	C-TM	C-V3	N-TM	N-V3

Sur chaque plaque réalisée au laboratoire, 37 sérums sont donc testés. De plus, chaque contrôle est testé trois fois dans trois puits différents, pour TM et pour V3, donc six puits pour chacun des contrôles R, I et C. Par conséquent, trois valeurs sont obtenues pour chaque contrôle. Mais une seule valeur de ces contrôles va être utilisée pour valider ou invalider une plaque. En résumé, cela signifie que trois valeurs seront saisies dans le tableur, mais une seule sera analysée. C'est pourquoi une troisième colonne a été rajoutée dans l'outil de saisie (figure 15) : dans celle-ci se calcule automatiquement la médiane de ces trois valeurs. La médiane d'une série d'échantillons est la valeur qui partage cette série d'échantillons en deux parties égales. La médiane d'une série de trois nombres est donc le nombre intermédiaire.

Une autre hypothèse pourrait être d'exiger que chacune des trois valeurs de chaque contrôle soit acceptable, et dans le cas contraire rejeter la plaque. Cette approche a été envisagée, mais aurait augmenté considérablement le nombre de plaques rejetées. Or, le but de ce travail n'est pas de refaire toutes les plaques, mais seulement d'effectuer une sélection raisonnable.

Pour ce qui est du contrôle négatif, seulement deux mesures sont réalisées sur chaque plaque. La médiane d'une série de deux valeurs équivaut à en faire la moyenne.

4.2   Création d'un outil pour exploiter les résultats

D'autre part, deux feuillets ont été ajoutés à ce tableur *Excel*. Le premier onglet retranscrit verticalement toutes les valeurs d'absorbance des sérums de patients, ainsi que leur numéro d'identification anonyme. Le deuxième onglet recopie toutes les valeurs des DO des contrôles sous la forme de petits tableaux, comme l'illustre la figure 16.

Ces deux feuillets se remplissent automatiquement au fur et à mesure que la feuille de saisie (figure 15) est remplie. Ceci aura un intérêt pratique lorsque les résultats (des patients et/ou des contrôles) obtenus seront analysés.

Date	Plaque	Contrôle N		Contrôle R		Contrôle I		Contrôle C	
		TM	V3	TM	V3	TM	V3	TM	V3
12/11/13	124	0,086	0,095	2,38	2,22	12,2	15,3	63,1	70
		0,115	0,109	2,26	2,06	13,06	17,3	63,74	70
				2,26	2,28	16,34	18,02	65,68	70
13/11/13	125	0,078	0,086	1,34	1,78	10,02	19,2	64,02	70
		0,092	0,097	1,7	1,04	9,94	18	67,74	70
				1,98	1,9	10,92	18,14	66,74	70

Figure 16 : Outil de travail qui répertorie chaque contrôle de chaque plaque.

IV. RESULTATS

L'objectif du test d'infection récente est d'évaluer, comme son nom l'indique, si les sujets séropositifs sont infectés plus ou moins récemment à VIH. Tout au long de cette lecture, nous avons vu que le test EIA-RI était sujet à une variabilité importante selon les conditions de réalisation (voir figures 12 et 13). L'objectif principal de ce travail fut donc de proposer une approche permettant de définir des critères plus précis pour « formaliser » ce test, afin de valider ou d'invalider chaque plaque.

Sachant que ce test est basé sur la mesure de la réponse anticorps spécifique au VIH, des échantillons de contrôles ont été analysés en même temps que les échantillons à analyser. Une méthode statistique a été proposée, et des bornes ont été sélectionnées pour chacun des contrôles récent (R), intermédiaire (I) et chronique (C). Ces bornes ont ensuite été mises en place. Chaque contrôle hors des bornes fixées imposait de refaire une plaque entière. Dans un deuxième temps, la faisabilité de mise en place de ces bornes (c'est-à-dire le pourcentage de plaque à refaire) a été évaluée.

Du 1er juin 2013 au 1er décembre 2013, le tableur proposé a été mis en place au CNR du VIH. Durant ces six mois d'essai, les résultats obtenus ont été enregistrés au fur et à mesure. A l'issu de cette période, ces derniers m'ont été fournis afin d'être analysés. Les résultats suivants ont été obtenus :

Pendant ces six mois « test », 85,3% des plaques ont été validées dès leur première analyse, et 14,7% des plaques ont dues être refaites avant d'être validées. Ce résultat correspond à notre attente. En effet, les bornes avaient été sélectionnées de façon telle que le nombre de plaques à refaire devait être aux alentours de 14% (voir tableau VIII).

L'outil de saisie a été accepté et jugé simple et pratique à utiliser. Le tableur est, depuis, mis en place au CNR du VIH au CHU Bretonneau.

V. DISCUSSION ET PERSPECTIVES

Le premier cas de sida a été découvert en France en 1981. En 2011, l'Onusida estimait à 34 millions le nombre de personnes infectées par le VIH dans le monde.

En 1986, le sida devient une maladie à déclaration obligatoire, élément clé pour la surveillance de l'épidémie. L'incidence de l'infection à VIH est un indicateur direct de la transmission actuelle de l'infection par le VIH et est capital pour suivre la dynamique de l'infection (fréquence et vitesse d'apparition). En effet, par définition, les nouveaux diagnostics ne sont observables que pour des personnes dépistées (le recensement est donc partiel), et concerne aussi bien les infections survenues dans l'année que les infections survenues plusieurs années auparavant (www.vih.org).

L'estimation de l'incidence à VIH permet d'évaluer de manière plus précise l'importance de la transmission actuelle de l'infection dans les différents types de population. Savoir dans quelles catégories de populations, dans quels lieux et à quelles périodes le besoin de prévention et/ou les mesures de lutte vont être les plus nécessaires est essentiel.

Diverses méthodes d'estimation de l'incidence de l'infection à VIH ont été testées. Toutes ont cependant des limites (exactitude, faisabilité, coût). La méthode d'estimation choisie pour être étudiée dans cette thèse repose sur l'utilisation du test d'infection récente, mis en place au CNR du VIH depuis 2009. Le concept du test d'infection récente est de classer une infection à VIH comme étant récente ou non récente. Comme expliqué précédemment, ce test d'infection récente est sujet à une variabilité dans ses résultats, et mon travail a été d'évaluer dans quelle mesure les résultats pouvaient être acceptés ou non.

La prochaine étape de ce travail est de mettre en place un outil permettant de standardiser les absorbances brutes obtenues pour chaque sérum, afin de réduire la variabilité des mesures sur les patients à tester. L'introduction d'un facteur correctif « corrigerait » systématiquement l'erreur affectant les absorbances des échantillons analysés. Ce coefficient serait fonction des valeurs de contrôle et pourrait être mis en place dans le tableur déjà créé. Le test EIA-RI du CNR VIH rejoindrait ainsi les tests d'infection récente commerciaux (le test BED, le test d'avidité et les deux tests désensibilisés) qui partagent l'idée de calibrer leurs mesures, grâce à des contrôles et des calibrateurs qui sont testés simultanément aux échantillons à analyser.

VI. REFERENCES BIBLIOGRAPHIQUES

Barin F, Meyer L, Lancar R, Deveau C, Gharib M, Laporte A, Desenclos JC, Costagliola D. Development and validation of an immunoassay for identification of recent human immunodeficiency virus type 1 infections and its use on dried serum spots. J Clin Microbiol. 2005 Sep;43(9):4441-4447.

Bebenek K, Abbotts J, Wilson SH, Kunkel TA. Error-prone polymerization by HIV-1 reverse transcriptase. Contribution of template-primer misalignment, miscoding, and termination probability to mutational hot spots. J Biol Chem. 1993 May 15;268(14):10324-10334.

Byers RH, Hu DJ, Janssen RS. Estimating HIV incidence from a cross-sectional survey with the less sensitive assay. In Tan WY, Wu H. *Deterministic and Stochastic Models for AIDS Epidemics and HIV Infections With Intervention*, Wolrd Scientific Éd, Singapore,2005;20:513-525.

Coffin JM. HIV population dynamics in vivo: implications for genetic variation, pathogenesis, and therapy. Science. 1995 Jan 27;267(5197):483-489.

Desenclos JC, Dabis F, Semaille C. Epidémiologie du VIH dans le monde : particularités de l'épidémie du Nord au Sud. *Virologie*, 2013 mai-juin;17(3) :135-139.

Engelman A, Cherepanov P. The structural biology of HIV-1: mechanistic and therapeutic insights. Nat Rev Microbiol. 2012 Mar 16;10(4):279-290.

Fauci AS. Immunopathogenesis of HIV infection. J Acquir Immune Defic Syndr. 1993 Jun;6(6):655-662.

Ganser-Pornillos BK, Yeager M, Sundquist WI. The structural biology of HIV assembly. Curr Opin Struct Biol. 2008 Apr;18(2):203-217.

Gao F, Chen Y, Levy DN, Conway JA, Kepler TB, Hui H. Unselected mutations in the human immunodeficiency virus type 1 genome are mostly nonsynonymous and often deleterious. J Virol. 2004 Mar;78(5):2426-2433.

Gelderblom HR, Hausmann EH, Ozel M, Pauli G, Koch MA. Fine structure of human immunodeficiency virus (HIV) and immunolocalization of structural proteins. Virology. 1987 Jan;156(1):171-6.

Girard PM, Katlama C, Pialoux G. VIH. France : Doin, 2011

Hecht FM, Busch MP, Rawal B, Webb M, Rosenberg E, Swanson M, Chesney M, Anderson J, Levy J, Kahn JO. Use of laboratory tests and clinical symptoms for identification of primary HIV infection. AIDS. 2002 May 24;16(8):1119-29.

Ho DD, Neumann AU, Perelson AS, Chen W, Leonard JM, Markowitz M. Rapid turnover of plasma virions and CD4 lymphocytes in HIV-1 infection. Nature. 1995 Jan 12;373(6510):123-126.

Janssen RS, Satten GA, Stramer SL, Rawal BD, O'Brien TR, Weiblen BJ, Hecht FM, Jack N, Cleghorn FR, Kahn JO, Chesney MA, Busch MP. New testing strategy to detect early HIV-1 infection for use in incidence estimates and for clinical and prevention purposes. JAMA. 1998 Jul 1;280(1):42-48.

Kania D, Fao P, Valéa D, Gouem C, Kagoné T, Hien H, Somda P, Ouédraogo P, Drabo A, Gampini S, Méda N, Diagbouga S, Van de Perre P, Rouet F; WHO/ANRS 1289 Kesho Bora Study Group in Burkina Faso. Low prevalence rate of indeterminate serological human immunodeficiency virus results among pregnant women from Burkina Faso, West Africa. J Clin Microbiol. 2010 Apr;48(4):1333-1336.

Kassutto S, Rosenberg ES. Primary HIV type 1 infection. Clin Infect Dis. 2004 May 15;38(10):1447-1453. Epub 2004 Apr 30.

Koup RA, Safrit JT, Cao Y, Andrews CA, McLeod G, Borkowsky W, Farthing C, Ho DD. Temporal association of cellular immune responses with the initial control of viremia in primary human immunodeficiency virus type 1 syndrome. J Virol. 1994 Jul;68(7):4650-4655.

Le Vu S, Le Strat Y, Cazein F, Pillonel J, Bousquet V, Semaille C, Meyer L, Barin F, Desenclos JC. Estimation de l'incidence de l'infection par le VIH en France à l'aide d'un test biologique d'infection récente. 2010.

Lindbäck S, Broström C, Karlsson A, Gaines H. Does symptomatic primary HIV-1 infection accelerate progression to CDC stage IV disease, CD4 count below 200 x 10(6)/l, AIDS, and death from AIDS? BMJ. 1994 Dec 10;309(6968):1535-7.

Lyles RH, Muñoz A, Yamashita TE, Bazmi H, Detels R, Rinaldo CR, Margolick JB, Phair JP, Mellors JW. Natural history of human immunodeficiency virus type 1 viremia after seroconversion and proximal to AIDS in a large cohort of homosexual men. Multicenter AIDS Cohort Study. J Infect Dis. 2000 Mar;181(3):872-80.

Mattapallil JJ, Douek DC, Hill B, Nishimura Y, Martin M, Roederer M. Massive infection and loss of memory CD4+ T cells in multiple tissues during acute SIV infection. Nature. 2005 Apr 28;434(7037):1093-1097.

McCutchan FE. Global epidemiology of HIV. J Med Virol. 2006;78 Suppl 1:S7-S12.

Mellors JW, Margolick JB, Phair JP, Rinaldo CR, Detels R, Jacobson LP, Muñoz A. Prognostic value of HIV-1 RNA, CD4 cell count, and CD4 Cell count slope for progression to AIDS and death in untreated HIV-1 infection. JAMA. 2007 Jun 6;297(21):2349-2350.

Pantaleo G, Graziosi C, Fauci AS. New concepts in the immunopathogenesis of human immunodeficiency virus infection. N Engl J Med. 1993 Feb 4;328(5):327-335.

Parekh BS, Kennedy MS, Dobbs T, Pau CP, Byers R, Green T, Hu DJ, Vanichseni S, Young NL, Choopanya K, Mastro TD, McDougal JS. Quantitative detection of increasing HIV type 1 antibodies after seroconversion: a simple assay for detecting recent HIV infection and estimating incidence. AIDS Res Hum Retroviruses. 2002 Mar 1;18(4):295-307.

Peeters M, Chaix ML. Origine et diversité génétique du virus de l'immunodéficience humaine : d'où vient-il, où va-t-il ?. *Virologie*, 2013, 17(3):119-131.

Pleskoff O, *Les avancées de la recherche sur le sida.* Paris : L'Harmattan, 2011, 263p.

Poignard P, Klasse PJ, Sattentau QJ. Antibody neutralization of HIV-1. Immunol Today. 1996 May;17(5):239-246.

Ratner L, Haseltine W, Patarca R, et al. Complete nucleotide sequence oh the AIDS virus, HTLV III. Nature. 1985 Jan 24;313:277-284.

Semaille C, Lot F, Pillonel J, Cazein F. Épidémiologie, transmission et prévention de l'infection à VIH. 2011.

Taylor BS, Sobieszczyk ME, McCutchan FE, Hammer SM. The challenge of HIV-1 subtype diversity. N Engl J Med. 2008 Apr 10;358(15):1590-1602.

Wainberg MA. HIV-1 subtype distribution and the problem of drug resistance. AIDS. 2004 Jun;18 Suppl 3:S63-68.

Wei X, Ghosh SK, Taylor ME, Johnson VA, Emini EA, Deutsch P, Lifson JD, Bonhoeffer S, Nowak MA, Hahn BH, et al. Viral dynamics in human immunodeficiency virus type 1 infection. Nature. 1995 Jan 12;373(6510):117-122.

SITES INTERNET

www.anrs.fr

www.memobio.fr
http://www.memobio.fr/html/viro/vi_vih_di.html (2010)

www.sidaweb.com
http://www.sidaweb.com/information/mere.htm (2011)

www.unaids.org
http://www.unaids.org/globalreport/documents/20101123_GlobalReport_Chap2_Fr.pdf
www.unaids.org: http://unaids.org/globalreport/Global_report_fr.htm

www.vih.org
http://www.vih.org/20091201/lincidence-indicateur-direct-transmission-vih-9315

http://virus.usal.es (Universidad de Salamanca)
http://virus.usal.es/web/demo_microali/enterotoxina/set.html (2011)

REMERCIEMENTS

C'est avec émotion que je tenais à remercier tous ceux qui, de près ou de loin, ont contribué à la réalisation de ce travail.

Je désirais avant tout adresser mes remerciements les plus sincères à Francis Barin, Responsable du Centre National de Référence du VIH, CNR VIH & Inserm UMR 966, Université François-Rabelais et CHU Bretonneau à Tours, pour avoir dirigé cette thèse. Je voulais particulièrement vous remercier, Monsieur, de m'avoir accordé votre confiance, et d'avoir été si disponible à chaque étape de mon travail. J'espère que celui-ci est à la hauteur de vos espérances car j'ai beaucoup appris à vos côtés et suis très honorée que vous soyez le directeur de ce projet.

Merci à Stéphane Le Vu, épidémiologiste à l'InVS, Nicolas Mathurin, développeur, et Claude Mathieu, internaute très actif (retraité développeur et mathématicien), de m'avoir secourue à plusieurs reprises grâce à leurs compétences informatiques. Merci à toi, Stéphane, pour ton accueil à l'Institut de Veille Sanitaire et ton aide très utile.

Je tenais également à témoigner de ma gratitude les membres du jury de cette thèse pour l'intérêt qu'ils ont porté à ce travail et pour les remarques constructives qu'ils y ont apportées.

Enfin, mes remerciements s'adressent à vous, Maman et Papa. Merci pour votre disponibilité, votre soutien à tous les niveaux, vos encouragements répétés, vos solutions magiques, votre confiance si précieuse et renouvelée. Sans vous, tout cela n'aurait pas été possible, sincèrement.

Merci à toi, Raphaël, de m'avoir encouragée quand tu voyais que j'en avais besoin, et merci d'avoir cru en moi pendant ces années. Je te dois beaucoup, et ce manuscrit t'est dédié.

Suivre de près l'incidence de l'infection par le VIH est désormais essentiel puisque près de 90000 personnes ont développé un sida en France depuis le début de l'épidémie. Les méthodes classiques d'estimation sont parfois difficiles à mettre en œuvre. Une nouvelle méthode d'estimation est possible depuis la déclaration obligatoire des nouveaux cas, et grâce à un test d'infection récente mis en place au CNR du VIH au CHU Bretonneau à Tours. Ce test a été mis en place en 2009 par l'équipe du Professeur Francis Barin en collaboration avec l'InVS au sein de l'action coordonnée 23. Il permet de distinguer biologiquement les personnes infectées récemment de celles infectées depuis plus longtemps, grâce à la quantification de la réactivité des anticorps anti-VIH-1 vis à vis de l'épitope immunodominant de la gp41 (TM) et de la gp120 (V3). Le test EIA-RI utilise des contrôles récent, intermédiaire et chronique qui servent de témoins pour l'interprétation des résultats des échantillons à analyser. L'enjeu de cette thèse a été de définir une étendue de valeurs acceptables pour chacun de ces contrôles – grâce à l'introduction de bornes – en tenant compte de la faisabilité au sein du CNR.

JURY
PRÉSIDENT : Monsieur Francis BARIN
MEMBRES : Madame Marie-Claire HOGREUL-LE BORGNE
Monsieur Gérard LESAGE

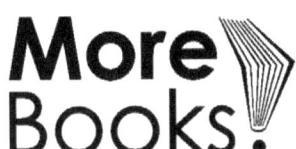

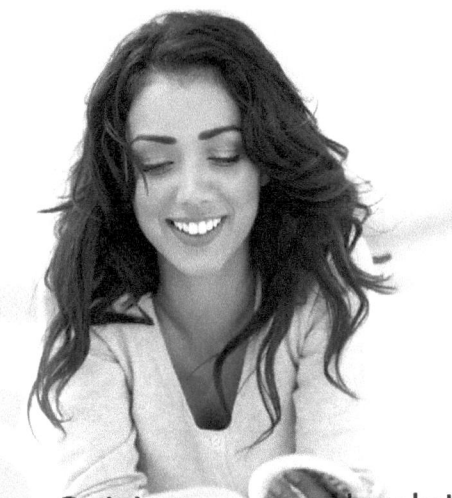

Oui, je veux morebooks!

i want morebooks!

Buy your books fast and straightforward online - at one of the world's fastest growing online book stores! Environmentally sound due to Print-on-Demand technologies.

Buy your books online at
www.get-morebooks.com

Achetez vos livres en ligne, vite et bien, sur l'une des librairies en ligne les plus performantes au monde!
En protégeant nos ressources et notre environnement grâce à l'impression à la demande.

La librairie en ligne pour acheter plus vite
www.morebooks.fr

OmniScriptum Marketing DEU GmbH
Heinrich-Böcking-Str. 6-8
D - 66121 Saarbrücken
Telefax: +49 681 93 81 567-9

info@omniscriptum.de
www.omniscriptum.de

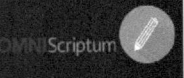

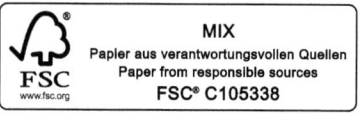

Printed by Books on Demand GmbH, Norderstedt / Germany